Regula Lehmann & Pascal Gläser

Wir Powergirls

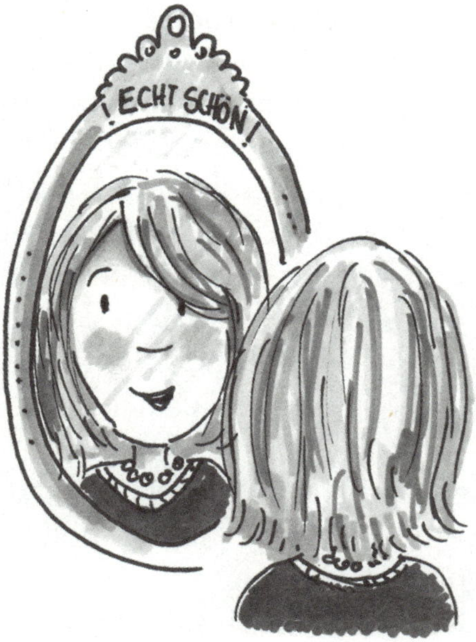

Cool School Edition

Für alle echten Powergirls

Veronika, ich freue mich,
dich beim Erwachsenwerden begleiten zu dürfen.

Lara, Debora, Jael, Tiziana, Jasmin, Dina, Teresa und Lara:
Danke für Euer Testlesen, fürs Ideenliefern und Mittexten!

Die Autoren

Regula Lehmann, Jahrgang 1967, wuchs inmitten von Büchern auf: Ihre Eltern führten eine kleine Buchhandlung. Ausbildung zur diplomierten Familienhelferin. Heute ist sie Familienfrau, tritt als Autorin und Referentin auf, leitet Elternkurse und engagiert sich in der Präventionsarbeit unter Teenagern und Jugendlichen. Als Geschäftsführerin der «Elterninitiative Sexualerziehung» setzt sie sich für eine ganzheitliche und wertorientierte Sexualaufklärung ein. Sie arbeitet freiberuflich als Elterncoach, ist verheiratet mit Urs, hat zwei Söhne und zwei Töchter und wohnt in der Nähe von St. Gallen.

Dr. Pascal Gläser, Jahrgang 1968, verantwortet die Fachstelle «Wertorientierte Sexualpädagogik» im Bischöflichen Jugendamt in Augsburg. Er verfügt über langjährige Erfahrung in der Mädchen- und Jungenarbeit und bildet Multiplikatoren in ganzheitlicher und wertorientierter Sexualpädagogik aus. Der promovierte Philosoph, Theologe und Sexualpädagoge ist glücklich verheiratet und Vater von zwei Söhnen und einer Tochter in der Vorpubertät.

Die Illustratorin

Claudia Weiand ist verheiratet und Mutter von zwei Söhnen. Andauernd fallen ihr Geschichten ein, darum wurde sie Kinderbuchautorin. Außerdem kritzelt und zeichnet sie für ihr Leben gern und hat ihr Hobby zum Beruf gemacht.

Mehr Infos gibt es hier: www.claudia-weiand.de

Regula Lehmann
&
Pascal Gläser

Wir Powergirls

Das schlaue Mädchenbuch

Cool School Edition

fontis
BRUNNEN BASEL

Bibliografische Information der Deutschen Nationalbibliothek
Die Deutsche Nationalbibliothek verzeichnet diese Publikation in der Deutschen Nationalbibliografie; detaillierte bibliografische Daten sind im Internet über www.dnb.de abrufbar.

2. Auflage 2020

Umschlag: Spoon Design, Olaf Johannson, Langgöns
Umschlagillustration und Innenillustrationen: Claudia Weiand
Satz: Innoset AG, Justin Messmer, Basel
Druck: Finidr
Gedruckt in Tschechien

ISBN 978-3-03848-116-4

MIX
Papier aus verantwortungsvollen Quellen
FSC® C014138

Inhalt

Wir Powergirls

«Mensch, Anja, wenn du wüsstest, was meine Mama mir eingebrockt hat – ich krieg Kopfschmerzen, wenn ich nur dran denke!», stöhnt meine beste Freundin Tessy und zieht mich in eine ruhige Ecke des Schulhofs. «Ich soll diesen Mädchenworkshop besuchen, der am Elternabend letzte Woche vorgestellt wurde. Über Pickel, Pubertät und andere komische Sachen, die mir so was von piepegal sind. Schade, dass du gestern Abend nicht dabei warst, das war echt peinlich: ‹Maria Theresia, du wirst nächsten Monat zwölf, und da wird es Zeit, dass du weißt, wie die Sache mit dem Erwachsenwerden läuft›, meinte Mama, als wir vom Fußballtraining nach Hause fuhren. – In solchen Momenten verwendet sie immer meinen ätzend langen Taufnamen. – Als ob mich das Thema interessieren würde! Ich hab's überhaupt nicht eilig, so zu werden wie die Tussis von der 10b, die nur noch mit Jungs abhängen und aussehen wie frisch lackierte Schaufensterpuppen. Und überhaupt, warum kann Mama mir nicht selber erklären, was ich wissen muss, wenn es dann irgendwann tatsächlich so weit sein sollte?»

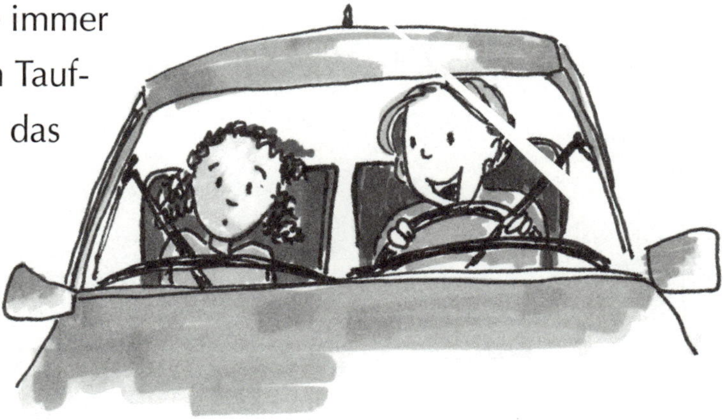

Keine Ahnung, meine Mam würde nie auf die Idee kommen, mich für irgendeinen Kurs anzumelden. So beschäftigt, wie die in letzter Zeit ist, hat sie vermutlich noch gar nicht bemerkt, dass bei mir grad so einiges abgeht. Eigentlich schade, denn das Ganze fühlt sich manchmal doch ziemlich beunruhigend an. Gut, dass man eine beste Freundin hat, die zu so einem Kurs verdonnert wird ...!

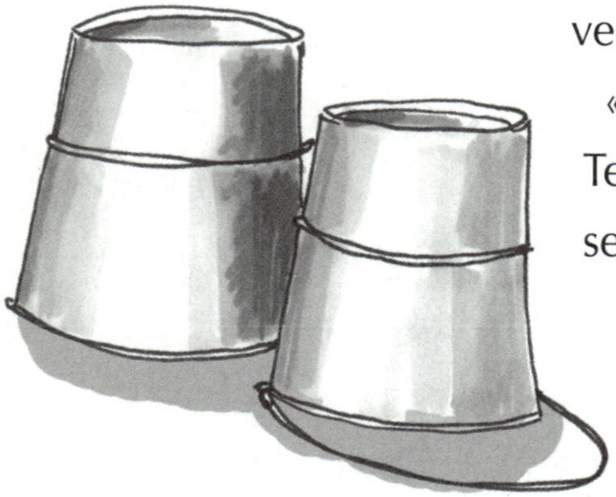

«Na, jetzt krieg dich mal wieder ein, Tessy», gebe ich zur Antwort, und wir setzen uns fürs Erste auf zwei umgekippte Eimer, die seit dem letzten Schulhausputz im Schulhof herumliegen.

«Ist doch prima, ein paar schlaue Infos zum Erwachsenwerden zu kriegen. Oder hattest du vor, dich von irgendeiner ‹Girls-Zeitschrift› aufklären zu lassen? Wie das rauskommt, siehst du ja bei den Mädels aus der Parallelklasse. Wann und wo soll der Kurs denn starten?»

«Nächsten Freitagabend schon, im Jugendzentrum. Erst großes Pizza-Essen und dann ganz viel Blabla. Zu blöde, dass Mama so hartnäckig ist. Wenn sie sich mal etwas in den Kopf gesetzt hat, ist Widerstand zwecklos.»

«Kommt mir irgendwie bekannt vor. Mein Pa kann auch ziemlich stur sein, wenn ihm etwas wichtig ist. Doch statt noch lange herumzujammern, sollten wir besser überlegen, was sich da machen lässt. Wie wär's, wenn du nach dem Mädel-Abend bei mir übernachtest und mir verrätst, was die dort mit euch besprochen haben? Ich hätte nichts gegen ein paar Infos darüber, was abgeht, wenn ich meine Tage bekomme und so.»

«Na ja, wenn du echt Lust hast, das zu hören … Zu dumm, dass der Kurs schon voll ist – sonst könntest du dich bestimmt noch anmelden … Aber ich werde dir alles brühwarm erzählen! Und übernächste Woche kommst du dann zu mir. Der Workshop dauert nämlich glatte neun Freitagabende. Neun! Keine Ahnung, was die in der langen Zeit so alles anfangen wollen. Ob deine Mama einverstanden ist, dass ich schon wieder bei euch übernachte?»

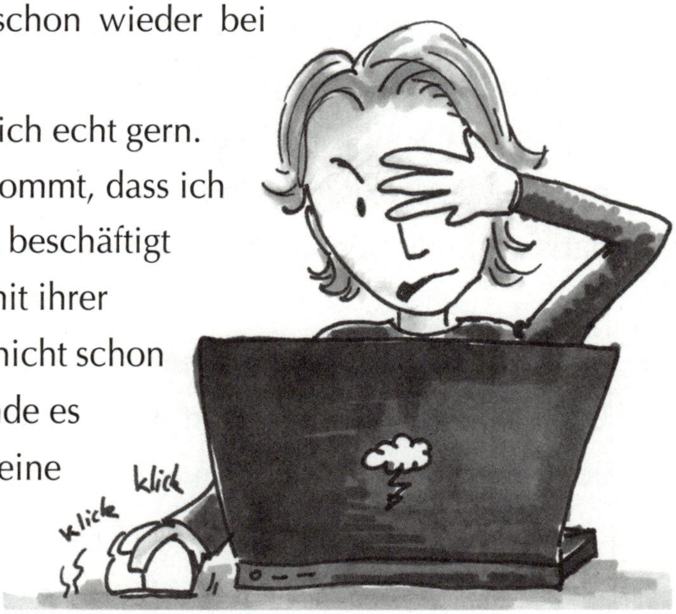

«Keine Frage, die mag dich echt gern. Falls sie überhaupt mitbekommt, dass ich Besuch habe. Meine Mam beschäftigt sich im Moment fast nur mit ihrer Weiterbildung. Als ob sie nicht schon schlau genug wäre! Ich finde es so was von öde, dass sie keine Zeit zum Rumalbern oder Plaudern mehr hat. Immer hockt sie hinter dem Laptop und jammert, dass sie schon viel weiter sein sollte mit ihrer superschlauen Abschlussarbeit.»

Die Pausenklingel scheucht uns zurück ins Klassenzimmer. Ausgerechnet Mathe bei Pythagoras, dem Weisen! Da versteh ich eh nur Bahnhof. Ein Glück, dass mein älterer Bruder in Mathe ziemlich gut ist – und happy, wenn er anderen etwas beibringen kann.

Als die zwei Stunden endlich vorbei sind, flitze ich mit Tessy zum Fahrradunterstand, damit wir so rasch wie möglich nach Hause kommen. Tessy muss ins Training, und ich hab noch so einiges an Hausaufgaben zu erledigen.

Zu blöde, dass ausgerechnet Kevin, die «größte Nervensäge ever», bei den Fahrrädern herumlungert.

«Na, Tessy», meint er und grinst dämlich, «wie ich gehört habe, gehst du am Freitag auch zu diesem Mädelskurs ...»

«Was du nicht sagst. Du bist ja richtig gut informiert», zickt Tessy ihn an. «Zu schade, dass du nicht mitdarfst. Aber Jungs sind da nun mal nicht zugelassen. Und jetzt geh mir aus dem Weg! Nicht alle haben wie du den ganzen Nachmittag Zeit, andere blöd anzumachen.»

Der Rest der Woche vergeht wie im Flug. Als ich Tessy am Freitagabend beim Jugendzentrum abhole, werde ich gleich zugetextet.

«Mensch, Anja, das war ja echt klasse. Total anders, als ich es mir vorgestellt hatte. Tina und Marion, die den Kurs leiten, sind voll gut drauf und bringen das Ganze so rüber, dass es überhaupt nicht peinlich ist. Prima finde ich auch, dass keine Jungs da sind. Da können sich sogar Naomi und Katja aus unserer Klasse ausnahmsweise ganz normal benehmen. Du würdest sie nicht wiedererkennen. Kein affiges Getue und kein Wimpern-Geklimper ... voll entspannt.»

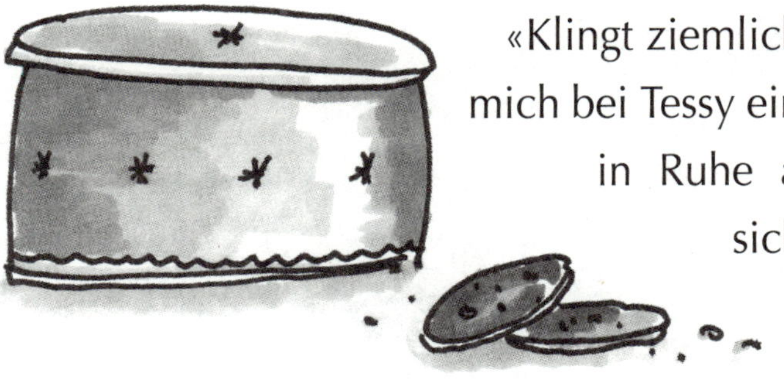

«Klingt ziemlich gut», meine ich und hake mich bei Tessy ein. «Zu Hause kannst du mir in Ruhe alles erzählen. Mama hat sich heute sogar mal die Zeit genommen, ihre berühmten Schokoplätzchen zu backen. Ich hab uns zur Sicherheit eine Dose voll ins Zimmer geschmuggelt, bevor Noah und Ben vom Training kommen. Die beiden fressen nämlich im Handumdrehen Berge von Plätzchen weg.»

«Schmeckt prima!», mampft Tessy und macht es sich zwischen Plüschhund Fluffy und der Plätzchendose auf meinem Bett bequem. «Ob deine Mama meiner mal das Rezept verrät?»

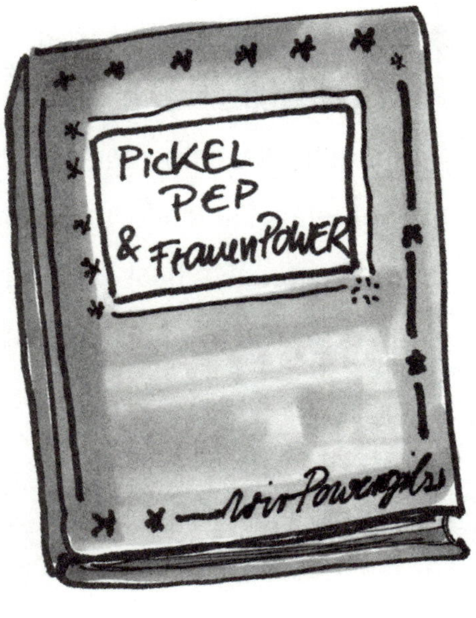

«Vergiss es! Ihre Geheimrezepte bewacht meine Mam besser als die Bodyguards den US-Präsidenten. Und jetzt erzähl endlich, was ihr heute im Kurs gelernt habt!»

«Nur kein Stress!», meint Tessy mit vollem Mund. «Wir haben ein Heft gekriegt, wo alles drinsteht. Am besten schaust du da mal rein und fragst mich einfach, wenn du etwas nicht kapierst.»

Kapitel 1:

Schön, dass es Dich gibt

Herzlich willkommen bei «Wir Powergirls»!

Es gibt in der nächsten Zeit einiges zu entdecken, und wir freuen uns darauf, mit dir unterwegs zu sein.

Und, einfach damit das gleich zu Beginn klar ist: Du bist goldrichtig! Mit allem, was zu dir gehört! Dein Leben ist ein Geschenk – für dich und für andere. Alles beginnt damit, dass du das kapierst. Du bist etwas ganz Besonderes. Gut, einzigartig und perfekt ausgestattet mit allem, was du im Leben brauchen wirst.

Versuche deshalb niemals, andere zu kopieren. Vergleiche dich nicht mit anderen Mädchen und probiere nicht, etwas zu sein, das gar nicht zu dir passt. Das hast du nicht nötig! Es gibt einen Platz, den nur du ausfüllen kannst. Die Welt braucht DICH, und zwar genau so, wie du bist!

Mädchen sein? Gute Sache!

Du möchtest entdecken, wie du eine echt starke Frau werden kannst?

Das beginnt damit, dass du dich daran freust, ein Mädchen zu sein. Mit allem, was dazugehört und sich in den nächsten Jahren noch in dir entwickeln wird. (Du stehst ja gerade am Start einer groß angelegten Umbauphase ☺.)

Das bedeutet aber nicht, dass du in das Bild passen musst, das manche Leute von Mädchen haben oder das gerade von der Gesellschaft vorgegeben wird.

Auch Mädels, die kein Pink mögen und sich mehr für Fußball als für stylisches Aussehen oder Shoppingtouren interessieren, sind echte Mädchen und werden zu prima Frauen heranwachsen.

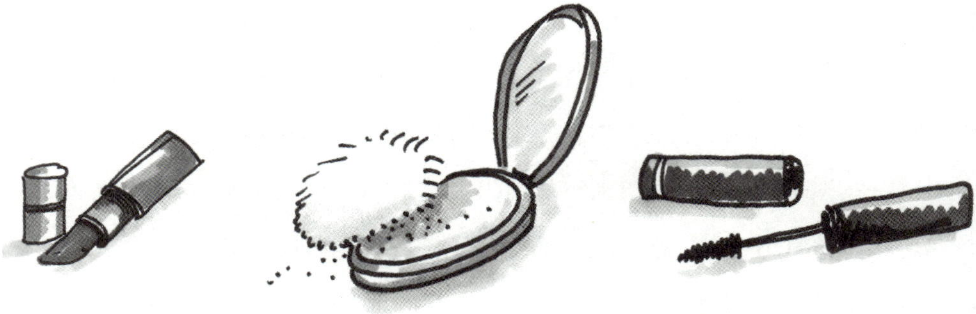

Und noch etwas: Hör nicht auf die Zicken, die sich ständig in Szene setzen und auf allen herumhacken, die nicht in ihre Schablone passen. Häufig tun sie das nämlich, weil sie mit sich selber nicht zufrieden sind, zu Hause viel Stress oder sonst ziemlich große Probleme haben.

Du entscheidest, von wem oder von was du dich beeinflussen lässt. Hör auf Menschen, die dich ermutigen und Gutes über dich sagen. Und mach es mit anderen genauso.

«Gar nicht übel, Tessy. Deine Kursleiterinnen scheinen echt was draufzuhaben. Kann ich den Rest morgen lesen? Ich bin so was von müde, dass ich meine Augen kaum noch offen halten kann. War ja auch ein irrer Tag heute. Schule am Morgen und Babysitten bei Familie Enns am Nachmittag – die drei kleinen Rotznasen haben mich ziemlich auf Trab gehalten. Doch was willst du, irgendwie muss ich mein Taschengeld ja verdienen! Und abgesehen davon, macht es auch ziemlich viel Spaß, mit den Kiddies herumzutoben und sich von der kleinen Anna ansmilen zu lassen. Krass, was sie in den vier Monaten seit ihrer Geburt schon alles gelernt hat.»

«Ja, die kleine Maus ist echt schnuckelig – ich muss dich bald mal wieder zum Kinderhüten begleiten, sonst verpasse ich zu viel. Eigentlich schade, dass ich keine jüngeren Geschwister habe. Chrissys Lieblingsrolle ist gerade die der ätzenden, großen Schwester, die alles besser weiß.»

«Na ja», gähne ich und zieh mir meine Kuscheldecke bis zu den Ohren hoch, «kleine Schwestern können einen auch ganz schön piesacken – warte nur, bis Melli uns morgen früh die Bude stürmt. Ich hätt manchmal nichts dagegen, Einzelkind zu sein!»

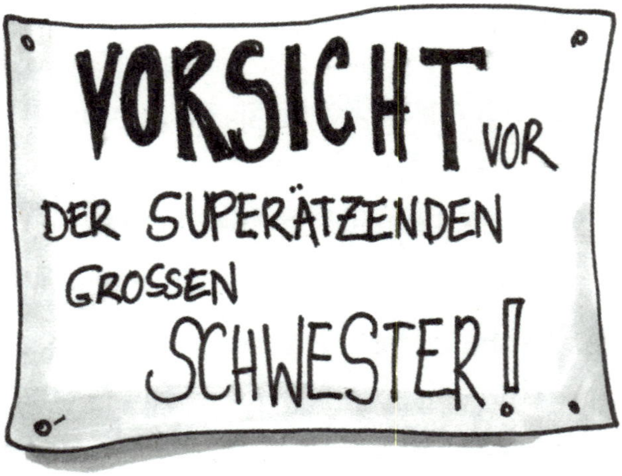

«Tja, nichts zu machen», grinst Tessy, «Familie kann man sich nun mal nicht aussuchen. Aber ganz unter uns: Einzelkind zu sein, hat bestimmt nicht nur viele Vorteile, sondern auch Nachteile. Da haben Eltern ja nur einen einzigen Versuch, all ihre Liebe loszuwerden und all ihre Ratschläge und Ermahnungen anzubringen. Dann doch lieber eine große Schwester, die vorausgeht und schon mal einiges von all dem Guten abbekommt.»

«Na ja», sage ich, «alles kann man nun mal nicht haben, und manches lässt sich ja auch nicht planen. Meine Patentante beispielsweise träumte immer von einer Großfamilie, doch nach dem ersten Kind – meinem absoluten Lieblingscousin – wurde sie nicht mehr schwanger. Ist immer eine prima Zeit, wenn ich im Urlaub zu ihr fahre. Die Familie ist große Klasse, und eine bessere Patentante kriegst du nirgends.»

«Glaub ich dir gerne. Ist ja auch voll okay, dass Familien so verschieden sind», findet Tessy und klaubt genüsslich die letzten Kekskrümel aus der Dose.

«Runterkommen, Mädels!», ruft Papa, der samstags immer das Frühstück zubereitet, von unten. Ich mag Samstagmorgen, den Geruch von frischen Semmeln und dazu ein Hauch von Papas Aftershave.

«Na, Prinzessin, wie war denn die Woche?», fragt Pa und klatscht Eier in die Bratpfanne. «Ich hab ja nicht viel mitgekriegt von dir, weil ich immer erst spätabends heimgekommen bin. Eigentlich schade, denn irgendwann erkenne ich dich gar nicht mehr, so, wie du gerade in die Höhe schießt. Könntest du dir nicht ein Namensschild dranmachen, damit ich immer gleich weiß, dass diese hübsche Lady meine Tochter ist?»

«Schon okay, Papa», grinse ich verlegen und quetsche mich neben Tessy auf die Bank im Esszimmer.

«Nun hab dich mal nicht so, Anja!», neckt Tessy, «Ich hätte jedenfalls nichts dagegen, wenn mein Papa mir solch schöne Sachen sagen würde. Aber dafür ist er irgendwie nicht der Typ. Worte sind nicht so sein Ding. Aber ich weiß trotzdem, dass er, wenn's nötig wäre, für Chrissy und mich zu Fuß bis zum Mond und zurück latschen würde.»

«Natürlich, und wehe, jemand sagt etwas Schlechtes über seine Töchter. Weißt du noch, wie wild dein Paps geworden ist, als eure Nachbarin dich und Chrissy beschuldigt hat, ihr hättet ihre Katze mit Steinen beworfen?»

«Als ob wir so was Fieses tun würden. Die hat ja nicht mehr alle!», regt sich Tessy grad nochmals auf. «Ich war nur froh, dass Papa sich dann wieder beruhigt und der armen Frau nicht gleich den Kopf abgerissen hat.»

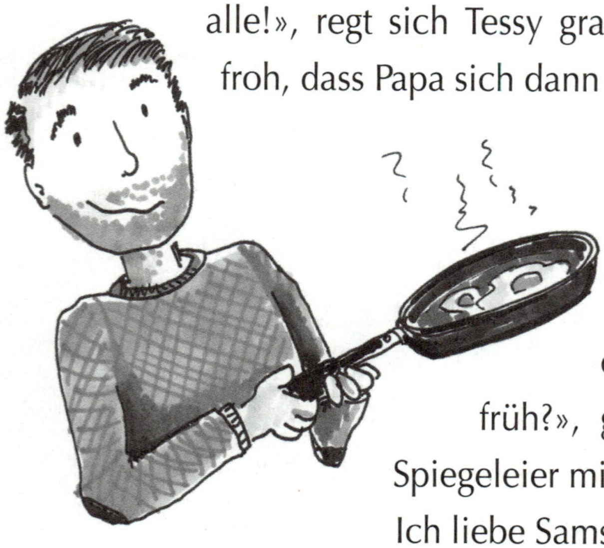

«Na, was für Schauermärchen erzählt ihr denn schon so früh?», grinst Papa und schaufelt uns Spiegeleier mit Speck auf den Teller.

Ich liebe Samstagmorgen!

Kapitel 2:

Best Friends: Echt gute Beziehungen aufbauen

Als Menschen sind wir von Anfang an voll auf Beziehung programmiert. Ungeborene kennen schon lange vor der Geburt den Herzschlag ihrer Mama und die Stimmen ihrer Familie, und Säuglinge beruhigen sich, wenn sie diese vertrauten Töne hören. Menschenkinder brauchen enorm viel Nähe und Zuwendung. Bekommen sie diese nicht, werden sie krank oder können im Extremfall sogar sterben.

Sicher ist dir auch schon aufgefallen, wie viel Einfluss Beziehungen auf deine Gefühle haben. Läuft es gut, fühlst du dich prima, gibt es Stress mit anderen, hast du plötzlich null Bock auf gar nichts, findest alles nur noch doof und würdest dich am liebsten ins Bett verkrümeln – oder was auch immer deine Reaktion auf Beziehungsstress ist.

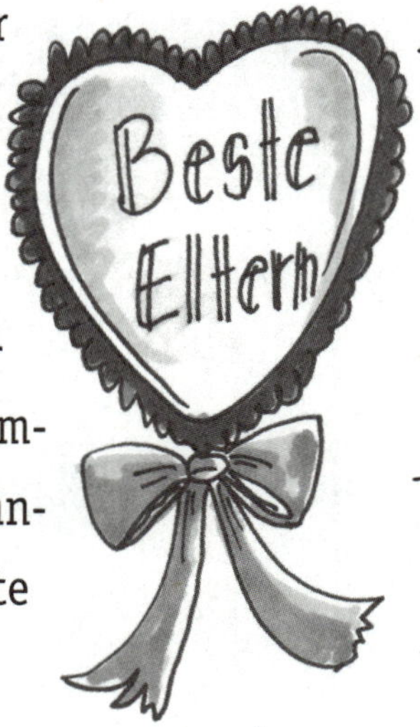

Die Leute, mit denen du unterwegs bist, beeinflussen dich. Logo. Und dasselbe gilt natürlich auch in umgekehrter Richtung. Beziehungen sind ja keine Einbahnstraßen! Es lohnt sich deshalb unbedingt, in gute Beziehungen zu investieren.

Familie kannst du dir nicht aussuchen, aber du beeinflusst mit, wie euer Miteinander läuft und wie das Familienklima ist. Entscheide dich dafür, es mit deinen Geschwistern gut zu haben, statt dich über sie zu ärgern oder dämliche Kleinkriege zu führen. Und was deine Eltern betrifft: Sie sind bestimmt nicht perfekt, aber sie sind die einzigen, die du je haben wirst, und die Beziehung zu ihnen ist wichtiger, als dir vielleicht heute bewusst ist. Entscheide dich dafür, deine Familie zu lieben. Und zwar genau so, wie sie ist.

Gute Freundinnen fallen nicht einfach vom Himmel. Oft fängt es damit an, dass du anderen Mädchen die Freundin bist, die du selber gerne hättest. Manche Freundschaften dauern nur kurze Zeit, andere halten viele Jahre lang. Und immer besser merkst du, wer zu dir passt und dir guttut.

Wirklich beste Freundinnen sind Menschen, die dich mögen, so wie du bist, und bei denen du dich angenommen fühlst – Macken und Specials inklusive. Echte Freunde unterstützen dich und freuen sich an dem, was dir gelingt. Sie stehen auch in stressigen Zeiten zu dir und lästern nicht hinter deinem Rücken über dich. Und natürlich gehört zu guten Freundschaften auch das Streiten und sich wieder Versöhnen. Niemand ist so gut, wie er sein sollte, und wir alle brauchen viel Vergebung, wenn Beziehungen langfristig funktionieren sollen.

Es ist nicht immer leicht, eine gute Freundin zu sein. Aber ganz schön wichtig!

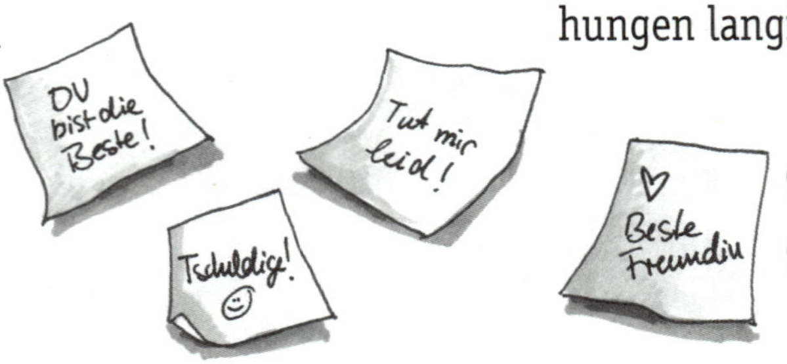
DU bist die Beste!
Tut mir leid!
Tschuldig!
Beste Freundin

«Stimmt absolut!», murmle ich und gebe Tessy ihren Ordner zurück. «Gute Freunde zu finden ist gar nicht so leicht – außer auf Facebook natürlich! Wenn ich da an Sandy aus unserer Klasse denke, die immer damit angibt, wie viele Likes ihr neustes Selfie bekommen hat. Echt dämlich, sich ständig so in Szene setzen zu müssen.»

«Oder einfach nur traurig», meint Tessy. «Wer weiß schon, wie einsam sie sich fühlt, dass sie so was nötig hat. Nicht jeder hat solch eine prima Freundin wie ich. Bei dir habe ich irgendwie nie das Gefühl, dass ich anders sein sollte. Obwohl ich oft eine ziemliche Nervtüte und im Gegensatz zu dir einigermaßen schlecht gestylt bin.»

«Tja, da falle ich dann eben umso positiver auf!», necke ich und besprühe die beste aller Freundinnen mit dem Haarlack, mit dem ich gerade meinen Look aufpeppe.

«Igitt!», schreit Tessy und schlägt mir die Dose aus der Hand. «Das Zeugs stinkt ja erbärmlich – ich frag mich echt, wie ausgerechnet ich zu einer Freundin komme, die sich so gruseliges Zeugs auf den Kopf schmiert.»

Leider wird in genau diesem Moment die Tür mit einem Ruck aufgerissen, und meine kleine Schwester platzt ins Zimmer.

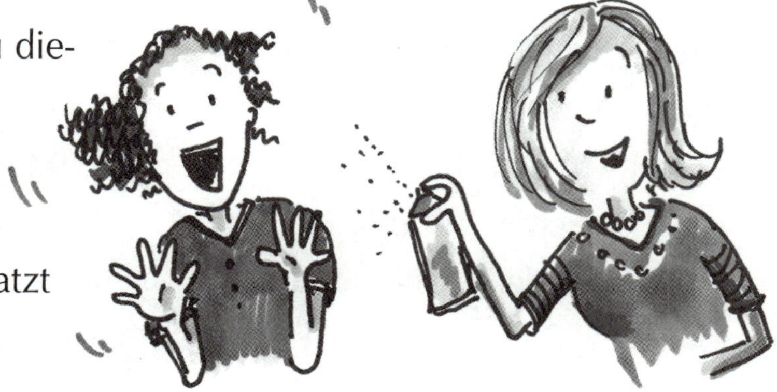

«Tessy, Anja, Mama sagt, ihr sollt runterkommen!!», schreit sie und hängt sich an Tessys Arm.

«Na, Prinzessin, auch schon aus dem Himmelbett gekrochen?», neckt diese und kneift Melli, die das geniale Frühstück verschlafen hat, in die Wange. «Dann lass uns mal nach unten gehen. Wir sollten deine Mam nicht allzu lange warten lassen!»

Unten angekommen, besprechen wir zusammen das Tagesprogramm.

«Ich wär ziemlich froh, wenn ihr mit Melli einkaufen geht. Dann könnte ich noch etwas an meiner Arbeit weiterschreiben», meint Mama. «Ab Mittag sind dann alle weg. Außer euch beiden natürlich. Papa geht mit Noah und Melli zum Schwimmen, und ich fahre zu Oma Berta – ihr habt also sturmfreie Bude und könnt es so richtig genießen.»

Das lassen wir uns natürlich nicht zweimal sagen. Mein Zuhause ist – wenn einem gerade niemand auf die Nerven geht – echt klasse und für gemütliches Abhängen wie gemacht.

Als uns gegen eins der Magen knurrt, schieben wir uns eine Pizza in den Ofen und schleppen den knallgelb lackierten Bistrotisch unter den Apfelbaum im Garten. Was

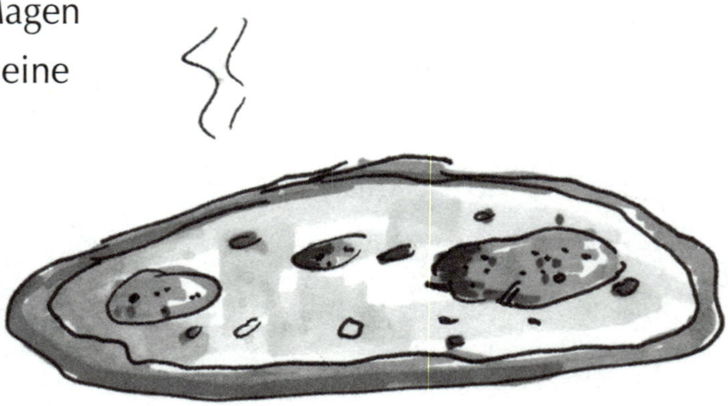

dazu führt, dass Finn und Jan aus dem Nachbarhaus «ganz zufällig» vorbeikommen, um zu fragen, ob wir Hilfe brauchen.

«Frauen haben nun mal weniger Muckis als Männer», grinst Finn und schubst Tessy zur Seite.

«Sag mal, hast du sie nicht mehr alle, du Macho?», zetert meine beste Freundin und bewirft ihn mit den unreifen Äpfeln, die überall herumliegen.

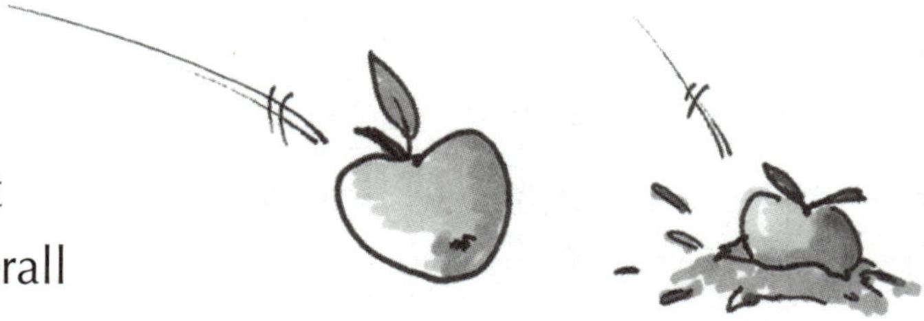

«Tja, Fakten sind Fakten», meint Jan und schnappt sich ein Stück von Tessys Pizza. «Ganz schön lecker – wir bleiben und beschützen euch vor dem bösen Wolf!», schlägt er großzügig vor und leckt sich genüsslich die Tomatensauce von den Fingern.«Na gut, wenn ihr uns unbedingt mit eurer Gesellschaft beehren wollt, dann bleibt eben», grummle ich und hole noch zwei giftgrüne Klappstühle, damit die beiden Kraftprotze sich setzen können. Pizza-Essen macht zu viert definitiv mehr Spaß, und die beiden Jungs sind – dafür, dass sie Jungen sind – ziemlich in Ordnung. Zu schade, dass Tessy schon um vier nach Hause flitzen muss, um ihr Zimmer in einen vorzeigbaren Zustand zu versetzen.

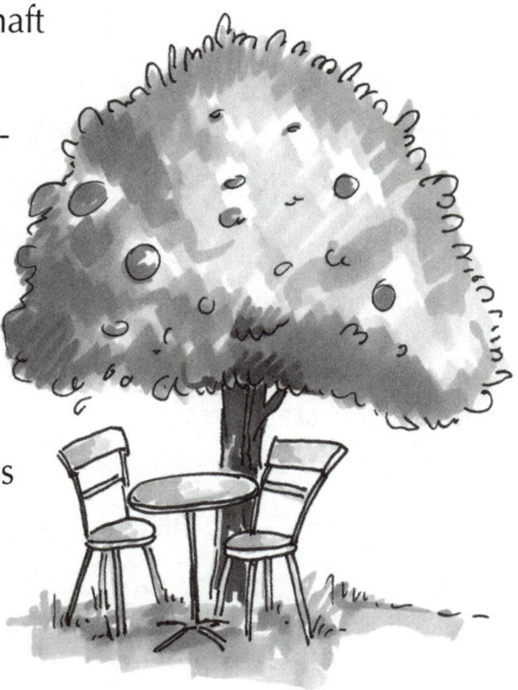

Kapitel 3:

Super, echt und einfach ich

Ein gutes Selbstwertgefühl ist einer der wichtigsten Grundbausteine für ein glückliches Leben. Gesunder Selbstwert hängt nicht von Äußerlichkeiten ab. Ob du dem Trend entsprichst, dich modisch stylst oder dir alles kaufen kannst, was andere haben, ist nicht das, was über deinen Wert entscheidet. Was zählt, ist das, was in dir drinsteckt. Und das ist definitiv eine ganze Menge!

Bestimmt kennst du auch Mädels, mit denen man gerne zusammen ist, weil sie nicht ständig versuchen, besser, schöner oder schlauer zu sein als andere. Und die gerade deshalb «Freundinnen zum Pferdestehlen» sind, bei denen du dich entspannen und du selbst sein kannst.

Echte Schönheit ist etwas, das von innen kommt. Je mehr du dich traust zu sein, wer du bist, desto mehr wirst du auch als Persönlichkeit ernst genommen und geschätzt.

Original statt Kopie

Glücklicherweise sind auch in Bezug auf das Aussehen die Geschmäcker verschieden. Lass dich deshalb nicht vom Schönheitsideal, das gerade «in» ist, beeindrucken. So wie du bist, bist du absolut in Ordnung. Es gibt nicht den «richtigen» Körper, die «richtigen» Körpermaße, das «richtige» Gewicht oder die «richtige» Haarfarbe. Das wär ja so was von öde! Und überhaupt: Wer sagt denn, was schön ist? Und mit welchem Recht?

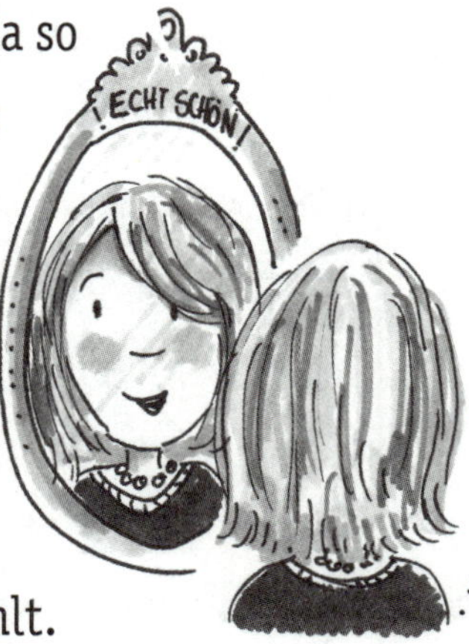

Also, nochmals: Je mehr du einfach du selbst bist, desto schöner bist du. Originale lassen sich nun mal nicht in irgendwelche bekloppten Schemen pressen.

Es mag sein, dass sich das manchmal nicht so anfühlt. Vielleicht ärgern dich die Jungs in deiner Klasse, weil du weißt, was du willst, und dir nicht alles gefallen lässt. Oder sie beachten dich nicht, weil du nicht so modisch, trendy etc. drauf bist wie die umschwärmten Mädels. Mach dir nichts draus! Der Tag wird kommen, an dem prima Jungs anfangen, sich für dich zu interessieren, weil du etwas Besonderes bist. Guter Geschmack erfordert einfach eine Reife, die viele Jungs in deinem Alter noch nicht haben.

Entdecke, was in dir steckt

Lern dich kennen. Entdecke, was du gerne tust und wo deine besonderen Begabungen und Stärken liegen. Vielleicht fragst du mal deine Eltern, gute Bekannte oder deine beste Freundin, was sie an dir mögen und worin aus ihrer Sicht deine Begabungen liegen. Leute von außen sehen nämlich oft viel klarer, was in uns steckt, als wir selber. Und dann geh los, probiere Neues aus und setz deine Fähigkeiten ein. Für dich und für andere, die vielleicht schon lange auf jemanden wie dich gewartet haben.

«Gute Idee, ich frag natürlich erst mal meine beste Freundin. Schieß los, Tessy, *was* kann ich besonders gut?»

«Lass mich mal nachdenken», meint diese. «Du siehst klasse aus, kannst ein Geheimnis für dich behalten und bist ein Sprachgenie. Und zudem seit ewig meine Freundin; was für deinen guten Geschmack spricht. Und jetzt zu mir.»

«Tja, Tessy, du bist sportlich, voll kreativ, hast einen tollen Hund und bist ziemlich schlagfertig. Du bist ehrlich, kannst deine Meinung vertreten und verteidigst Schwächere.»

«Was nicht immer ein Vorteil ist», beschwert sich Tessy. «Vor allem die Jungs halten das offenbar nicht gerade für eine Stärke. Ich versuche ja schon ziemlich lange, die Aufmerksamkeit von Elias aus unserer Parallelklasse zu gewinnen – den finde ich nämlich ganz schön smart –, aber er nimmt keine Notiz von mir.»

«Mach dir nichts draus», tröste ich die beste aller Freundinnen, «die Jungs werden schon noch auf den Geschmack kommen. Hoffe ich zumindest. Ist doch supi, dass du dich nicht verstellst, um irgendwelchen Typen zu gefallen.»

«Gut, dass du mich daran erinnerst. Schließlich finde ich das bei meiner großen Schwester so was von ätzend. Chrissy ist wirklich klasse, solange wir allein sind. Doch sobald ihr neuer Freund auftaucht, benimmt sie sich irgendwie behämmert, kichert dämlich und findet alles ‹süß›, ‹interessant› oder ‹krass›, was der Typ von sich gibt. Vielleicht hat sie Schiss, dass er sie nicht mag, wenn sie sich so gibt, wie sie in Wirklichkeit ist», meint meine Freundin nachdenklich. «Obwohl – wenn man jemanden liebt, dann doch genau so, wie er ist, oder?»

«Logo. Jedenfalls bin ich echt viel lieber unter uns Mädels – zumindest jetzt noch», erkläre ich und blättere die Seite des Kursheftes um.

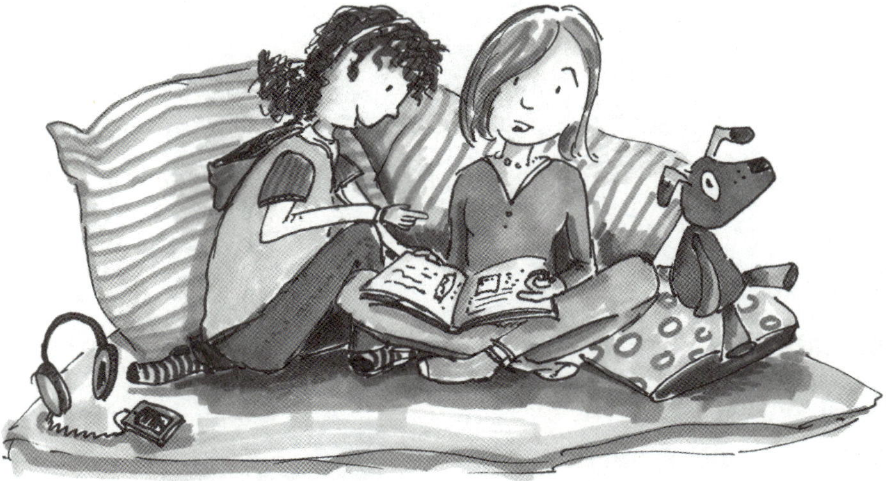

«Na, wart ab, bis du den ersten Antrag bekommst!», meint Tessy dazu.

«Hab ich doch schon», gebe ich zur Antwort. «Nick aus der 10c wollte unbedingt mit mir zum Schulball gehen. Aber dazu hatte ich wirklich keine Lust. Soll er doch ein Mädchen aus seiner eigenen Klasse einladen. Und übrigens: Mir ist gerade noch etwas eingefallen, was ich an dir mag, Tessy: Nämlich dass du selten über andere lästerst oder hintenrum schlecht redest. Bei dir weiß ich, woran ich bin, und muss nicht befürchten, dass du über mich herziehst, sobald ich dir den Rücken zudrehe.»

«Geht mir genauso. Echt mies, wie manche Mädels einander fertigmachen!»

Kapitel 4:

Lästern, Meckern, Mobbing und mehr

Jeder von uns wünscht sich, von anderen geachtet und wertschätzend behandelt zu werden. Tatsache ist aber leider, dass Lästern und über andere Herziehen gerade unter Mädels recht häufig vorkommt. Manche Mädchen fallen übereinander her wie Hyänen, die sich gegenseitig zerfleischen.

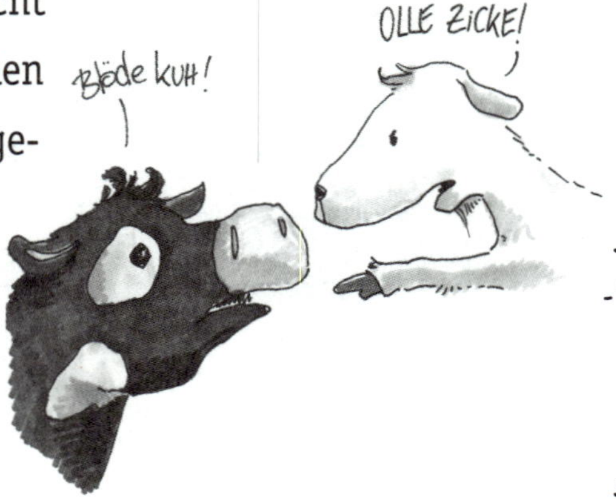

Ziemlich schade, wenn du mich fragst, denn keiner wird dadurch besser oder glücklicher, dass er (oder sie ☺) auf anderen herumtrampelt.

Und noch etwas: Erfahrungsgemäß ist die Chance hoch, dass die Mädels, mit denen du heute über andere herziehst, irgendwann *dich* zur Zielscheibe machen werden. Wenn du nicht mehr das machst, was die Mobberinnen von dir wollen, bist du untendurch und wirst von der Mitläuferin zum Opfer. Es wird volle Kanne über dich gelästert, oder du bekommst echt fiese Nachrichten zugeschickt. Weshalb solltest du dir (und anderen) das antun?

Wer seine Mitmenschen fertigmacht, hat offenbar wichtige «Naturgesetze» noch nicht verstanden. Zum Beispiel die Tatsache, dass das, was wir anderen Schlechtes wünschen, auf uns selbst wie ein Gift wirkt, das uns innerlich schadet. Langfristig gesehen fällt vieles, was wir tun, auf uns zurück – und zwar Negatives wie Positives.

Was Leute, deren Hobby darin besteht, andere zur Schnecke zu machen, wohl daran finden, sich selber so viel Belastendes aufzuladen?

Was tun? Hilfreiche Tipps im Umgang mit Lästern und Mobbing

Halte dich möglichst raus, wenn gelästert wird, und tu dich mit Mädels zusammen, die andere gut behandeln. Zusammen könnt ihr euch besser abgrenzen und gegen blödes Angemachtwerden wehren.

Falls du selber gemobbt wirst oder siehst, dass immer wieder die gleichen Mädels oder Jungs fertiggemacht werden, solltest du unbedingt Hilfe holen. Sprich mit deinen Eltern oder anderen Erwachsenen, denen du vertraust, darüber. Betrifft das Ganze die Schule, macht es Sinn, eine Lehrperson zu kontaktieren oder ein Gespräch mit der Schulsozialarbeiterin zu vereinbaren. Dafür ist die nämlich ausgebildet.

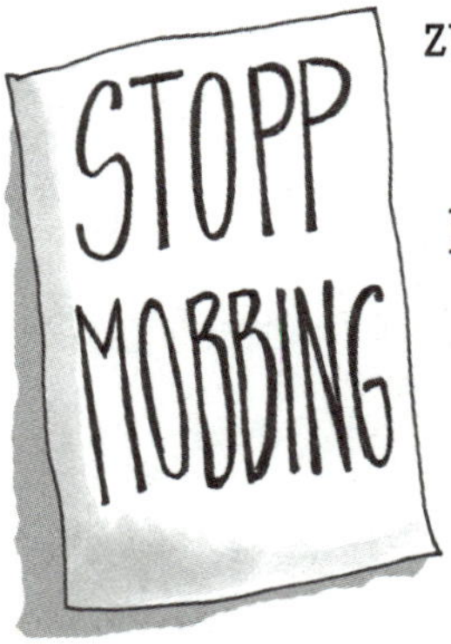

Falls du in deinem nahen Umfeld niemanden findest, der dir weiterhilft, kannst du auch bei einer Mobbing-Fachstelle anrufen. Die Adressen dazu findest du hinten im Buch. Hauptsache, du unternimmst etwas, bevor du selber oder jemand anderes total fertiggemacht wird.

«Tessy, Anja, Zeit, aus den Federn zu kriechen!», ruft Tessys Mama und steckt kurz darauf ihre Nase durch den Türspalt, um zu sehen, ob wir schon wach sind.

«Ach, es ist gerade so gemütlich, und wir haben uns noch gar nicht fertig unterhalten», jammert Tessy.

«Tja, dazu, dass ihr ausgeredet habt, wird es bei euch zwei wohl niemals kommen», neckt ihre Mam, «doch falls ihr tatsächlich zu diesem Casting für das Schülerprojekt ‹Titanic› gehen wollt, müsstet ihr euch langsam, aber sicher in einen vorzeigbaren Zustand versetzen.»

«Hey, das hab ich vor lauter Quatschen glatt vergessen!», quietscht Tessy und hüpft aus dem Bett. «Obwohl, eine Hauptrolle will ich bei dem Ding eh nicht haben. Wo ich doch so gerne auswendig lerne!»

«Die kriegst du auch nicht», nuschle ich, während ich meine Zahnspange rausnehme. «Katja und Tina üben seit Wochen für dieses Casting, weil sie unbedingt den Part der schönen ‹Rose› übernehmen wollen. Zu blöd, dass nur eine von ihnen die weibliche Hauptrolle spielen kann. Das gibt Ärger, wie ich die beiden Zimtzicken kenne.»

«Wer weiß?», meint Tessy. «Kommt wohl drauf an, wer den armen Jack spielt. Und vielleicht wird die Rolle ja auch doppelt besetzt. Immerhin werden wir eine ganze Woche auf Musical-Tour sein, und da kann ja auch mal jemand krank werden. Ich werde mich jedenfalls erst mal für die Rolle eines Geigers des berühmten Salon-Orchesters bewerben.»

«Tja», sage ich, «dann musst du in nächster Zeit fleißig fiedeln, die hatten nämlich echt was drauf. Was ich wohl für eine Rolle kriege? Ich weiß irgendwie noch gar nicht, was ich möchte.»

«Da mach dir mal keinen Kopf. Mozart, unser Musiklehrer, wird bestimmt die passende Rolle für dich aus dem Hut zaubern. So angetan, wie er von deiner Stimme ist. Weißt du noch, wie er beim Vorsingen in der ersten Schulwoche fast vom Stuhl gekippt ist, weil du seine Tonfolgen fehlerfrei nachgesungen hast? Fast nicht mehr eingekriegt hat sich der Typ.»

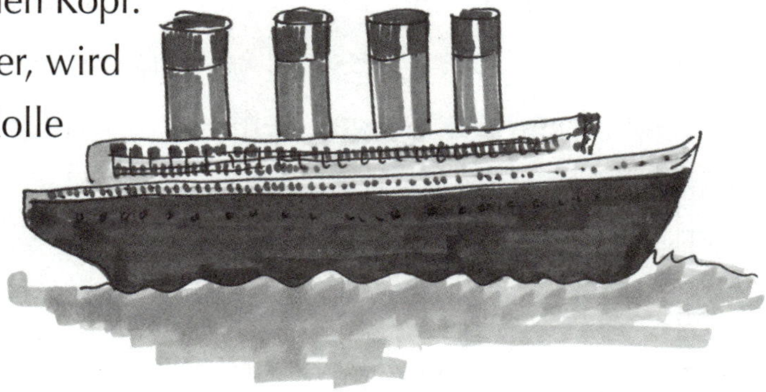

«Hör auf mit dem Quatsch, Tessy!», gluckse ich. «Wie soll ich mein Make-up anständig platzieren, wenn du so herumblödelst?»

«Make-up? Braucht's doch eh nicht», grinst Tessy. «Wenn ich zu schön bin, mach ich unseren beiden Stars Konkurrenz, und das will ich auf keinen Fall riskieren.»

«Na, da mach dir mal keine Sorgen. Bei deinem Gekrächze würde sich der arme Jack schon vorzeitig ins Meer werfen», necke ich sie. «Aber jetzt lass uns endlich losgehen!»

Beim Casting angekommen, bestätigen sich meine schlimmsten Befürchtungen.

Katja und Tina versuchen ständig, einander auszustechen, und auch ein Teil der anderen Mädels lästert über jeden ab, der die

Bühne betritt. Und natürlich stolpert ausgerechnet Cäcilia, die eh schon fertiggemacht wird, über ein Kabel und reißt dabei den Mikrofonständer um.

«Die könnte eigentlich auch mal Hilfe gebrauchen», meint Tessy. «Das perfekte Mobbing-Opfer. Ob wir gelegentlich mal mit ihr zur Schulsozialarbeiterin gehen sollen?»

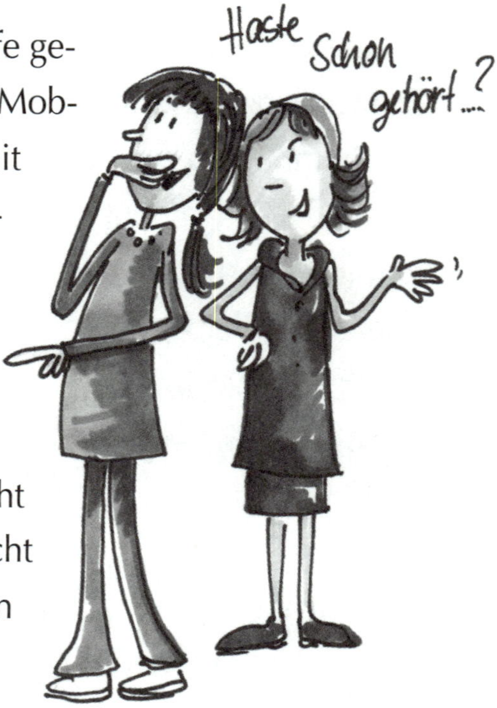

«Vielleicht», gebe ich zur Antwort, «aber erst mal fragen wir sie, ob sie in den Pausen mit uns abhängen will, und helfen ihr, wenn sie blöd angemacht wird. Schließlich bist du ja definitiv nicht auf den Mund gefallen, und die meisten Terrorkrümel an unserer Schule haben ziemlichen Respekt vor deiner scharfen Zunge.»

«Tja, ich kann's eben!», grinst meine beste Freundin und schüttelt ihre Mähne, die ihr wie immer wild vom Kopf absteht.

Endlich sind die Rollen verteilt. Tessy hat leider keine Orchesterrolle bekommen – dafür spielt sie noch nicht gut genug Geige. Doch die Rolle des Schiffsjungen passt eh viel besser zu ihr, wenn ihr mich fragt, und ich bin so was von happy, dass ich die Schwester der schönen «Rose» spielen darf. Schicke Kleider, schöne Flechtfrisur und wenig Text. Was will man mehr?

«Nun lass uns aber nach Hause radeln», drängt Tessy, «wir gehen heute Nachmittag noch ins Kino. Papa will unbedingt, dass wir uns diese neue Doku über die Antarktis anschauen.»

«Na, dann bis Montag – viel Spaß!», rufe ich, bevor ich in die Straße zu unserem Haus einbiege.

Die nächste Schulwoche wird ziemlich stressig. Katja ist beleidigt, weil sie nur die Zweitbesetzung gekriegt hat, und Tina spielt sich auf, als ob sie einen Oscar gewonnen hätte. Ein echtes Biest! Und das alles wegen eines mickrigen Schulmusicals. Gut, dass der Freitagabend kommt und ich mich gleich nach ihrem Mädels-Abend bei Tessy einquartieren kann.

«Heute haben wir krass viel gelernt!», blufft sie und zerrt ihren Ordner aus der Umhängetasche. «Ich hatte ja so was von keine Ahnung, wie genial das alles eingerichtet ist. Meine Mam wird sich wundern, wenn ich ihr morgen einige knifflige Fragen stelle. Bin ja mal gespannt, ob sie die beantworten kann. Zu Mamas Zeit gab's nämlich noch keine Mädchen-Kurse, und ihren Eltern war das Ganze offenbar ziemlich peinlich. Nicht das kleinste Fitzelchen von Info hat sie von Oma gekriegt. Als sie zum ersten Mal ihre Tage hatte, kriegte sie voll Schiss, weil sie dachte, sie hätte sich verletzt. Krass. Deshalb war sie wohl auch so versessen darauf, dass ich zum Kurs gehe.»

«Kann ich gut verstehen – aber jetzt lass mich endlich deine neuen Infos sehen. Nicht, dass es mir genauso ergeht wie deiner Mam!», dränge ich und kuschle mich gemütlich neben Tessy ins große Sitzkissen.

Kapitel 5:

Frauenpower: Was bei den Mädchen in der Pubertät abgeht

Ganz schön geheimnisvoll, das Verwandlungsprogramm, das in den nächsten Jahren in deinem Körper abläuft und dich zu einer jungen Frau machen wird.

Gesteuert wird dieser Vorgang von verschiedenen Botenstoffen (= «Hormonen»), die im Körper produziert werden und den am Umbau beteiligten Drüsen und Organen Befehle erteilen. Hauptakteure dieses bis ins Detail genial ausgeklügelten Umbauplans sind die Hormone Östrogen und Progesteron, die den Monatszyklus wesentlich mitbestimmen und damit auch für die Fruchtbarkeit mit zuständig sind.

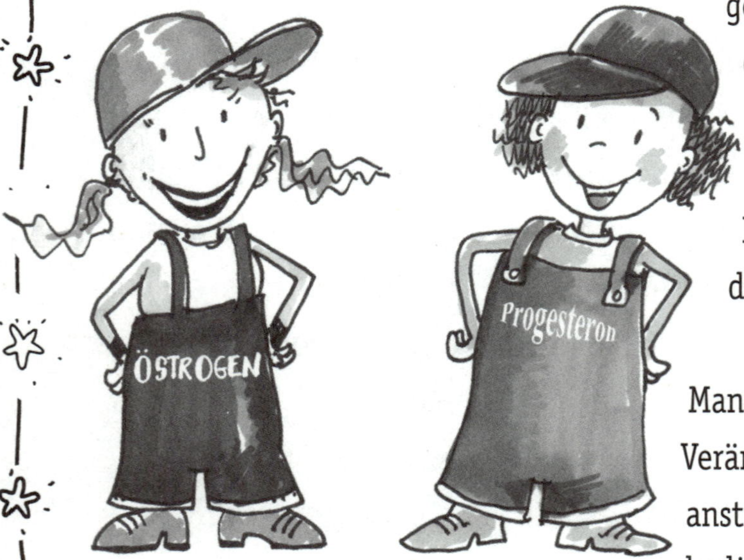

Manche Mädchen erleben diese Veränderungen als ziemlich anstrengend und gewöhnungsbedürftig, andere nehmen die

Sache recht locker. Klar ist, dass deine Einstellung viel Einfluss darauf hat, wie du diese Zeit erlebst. Am besten beobachtest du das Ganze interessiert und machst dich schlau, was abgeht und was als Nächstes auf dem Programm stehen könnte.

Wann die Pubertät beginnt und wie sie im Detail verläuft, ist bei jedem Mädchen ein wenig anders. Es kann sein, dass du mit dreizehn noch kaum Rundungen hast, während der Körper deiner gleichaltrigen Freundin schon weit entwickelt ist. Mach dir deswegen keinen Stress. Die Sache läuft, und du wirst dich in deinem eigenen Rhythmus zu einer wunderschönen jungen Frau entwickeln.

Mit mehr oder weniger «Kurven» – so, wie es eben zu dir passt.

Wie das Powerprogramm startet:

Die körperlichen Veränderungen beginnen in der Regel irgendwann zwischen neun und zwölf Jahren.

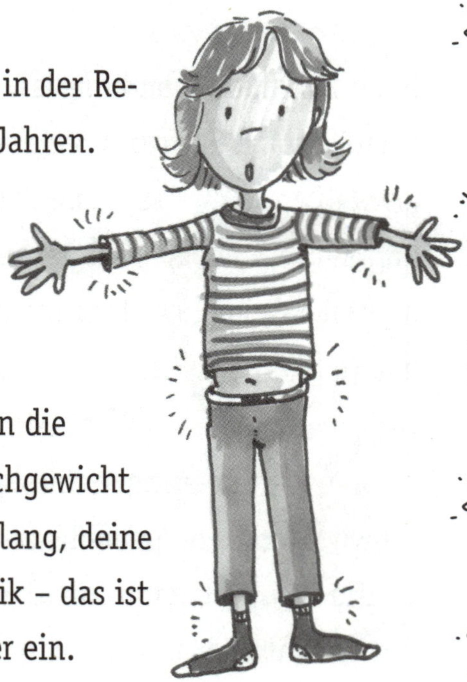

Möglicherweise erlebst du einen rasanten Wachstumsschub, und deine Mama stöhnt, weil du alle zwei, drei Monate neue Klamotten und größere Schuhe brauchst. Stressen kann es dich auch, wenn die Proportionen vorübergehend aus dem Gleichgewicht geraten. Deine Arme sind plötzlich endlos lang, deine Nase erscheint dir riesig oder … Keine Panik – das ist nur vorübergehend und pendelt sich wieder ein.

Und übrigens: Es ist gut möglich, dass du dich in dieser Phase zeitweise schlapp und ausgepowert fühlst. Die Umbauarbeiten zapfen nun mal einiges an Energie ab. Achte deshalb darauf, dass du genügend (Schönheits-)Schlaf bekommst.

Die Botenstoffe wirken sich auf deine Haut aus, was zu Unreinheiten führen und akuten Pickelalarm auslösen kann. Regelmäßiges Waschen mit warmem Wasser und eventuell einer milden Reinigungslotion tut deiner Haut jetzt gut. Auch reines Aloe-vera-Gel kann deiner Haut helfen, im Gleichgewicht zu bleiben. Sprich am besten mit deiner Mama oder deiner älteren Schwester darüber, was du tun könntest, wenn deine Haut dich stresst. Manchmal kann auch ein Besuch bei der Hautärztin angesagt sein, um zu sehen, ob du unter Akne leidest.

Nicht empfehlenswert ist es, Pickel auszudrücken, denn dadurch kann es zu Entzündungen kommen oder es bilden sich bleibende Narben.

Eine Behandlung mit weiblichen Hormonen (spezielle Pillenpräparate) empfehlen wir nicht, denn diese wirken nicht nur auf die Haut, sondern können seltene, aber schwerwiegende Nebenwirkungen haben. Außerdem greifen sie ziemlich stark in deinen Zyklus ein, und der soll sich jetzt erst mal in aller Ruhe entwickeln dürfen.

Zu den Veränderungen in der Pubertät gehört auch, dass du stärker schwitzt und der Schweiß durchdringender riecht. Deine Haare müssen häufiger gewaschen werden, und überhaupt wirst du öfter als bisher unter die Dusche müssen. Ein mildes Deo kann ebenfalls gegen Körpergeruch helfen, wenn es *nach* dem Duschen (☺) auf die sauber gewaschene Haut aufgetragen wird.

In den Achselhöhlen und im Schambereich wachsen erste kleine Haare, die die wichtige Aufgabe haben, Schweiß abzutransportieren und die Hautoberfläche zu schützen. All die Haare wegzurasieren, wie manche Leute es tun, ist daher eigentlich überhaupt nicht sinnvoll.

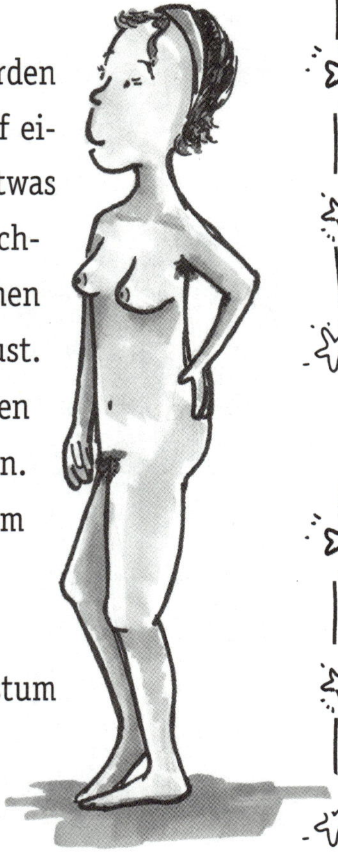

Deine Brüste verändern sich. Die Brustwarzen werden größer und besser sichtbar – manchmal auch erst auf einer Seite, aber keine Angst, die andere folgt dann etwas später –, und danach beginnt auch der Busen zu wachsen. Manche Mädchen spüren in dieser Zeit ein Ziehen oder hin und wieder leichte Schmerzen in der Brust. Und wenn dich jemand fest drückt oder du gar einen Ellbogen abbekommst, kann das ziemlich weh tun. Aber keine Sorge: Das hängt in der Regel mit dem Wachstum zusammen und ist ganz normal.

Welche Form dein Busen haben wird, wenn sein Wachstum abgeschlossen ist, ist eine ganz schön spannende Frage. Wie alles an dir sind auch die Brüste etwas, das deine Einzigartigkeit ausdrückt. Vergleiche dich deshalb nicht zu sehr mit anderen. Es gibt nicht «die richtige» Form. Du bist du. Punkt. Schluss. Aus und Ende!

«Anja, deine Mama für dich!», ruft Tessys Mutter von der Treppe her und drückt mir das Telefon in die Hand. Was meine Mam wohl so früh von mir will?

«Gut geschlafen, Schatz?», fragt Mama und hört sich ungewohnt fit an. «Du wirst es nicht glauben», redet sie weiter, ohne meine Antwort abzuwarten, «ich hab gestern meine Abschlussarbeit fertiggeschrieben – das muss gefeiert werden! Ob du und Tessy Lust auf einen gemütlichen Frauen-Einkaufsbummel hättet? Du bist in letzter Zeit ja ziemlich gewachsen und brauchst dringend neue Klamotten. Und überhaupt wird es Zeit, dass wir es uns mal wieder richtig gemütlich machen.»

Finde ich auch, und Tessy hat selbstverständlich ebenfalls nichts gegen einen Ausflug in die Stadt einzuwenden. Dass Mama doch mitbekommen hat, wie sich bei mir in letzter Zeit so einiges verändert hat, tut gut. Nachdem wir in einem gemütlichen Café ausgiebig gefrühstückt haben, stürzen wir uns ins Einkaufsgewusel.

«Ob wir uns noch nach schöner Unterwäsche für dich umschauen sollen?», fragt Mama. «Du hast in letzter Zeit richtig weibliche Formen gekriegt, und wir könnten mal gucken, ob wir BHs finden, die dir gefallen.»

Fühlt sich noch etwas komisch an. Gut, dass sich gerade keine Jungs in der Wäscheabteilung herumdrücken!

Schwer beladen landen wir nach Stunden wieder in Tessys Bude.

«Das hat echt Spaß gemacht!», meint Tessy und kippt den Inhalt der Taschen auf ihrem Bett aus. «Jetzt darfst du dich wieder aus dem Haus trauen, deine neuen Klamotten sind echt schick! Und die Snoopy-BHs sind cool. Ich wusste gar nicht, dass Unterwäsche-Kaufen so witzig sein kann. Ich muss meine Mam gelegentlich mal mit in den Laden schleppen. Obwohl, für einen BH reichen meine Kurven wohl noch nicht.»

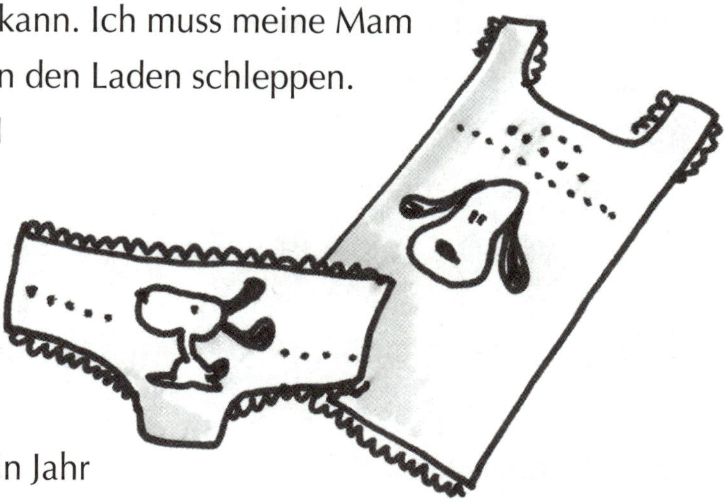

«Bloß keinen Stress. Ich bin nun mal fast ein Jahr älter als du. Aber vielleicht gibt es, wenn's bei dir dann so weit ist, Unterwäsche mit Barbie-Aufdruck. Das wär doch richtig hip.»

«Schenk ich dir gerne mal zu Weihnachten», meint Tessy grinsend. «Und überhaupt hätte ich noch eine ganze Schachtel voll Barbies zu Hause. Die kannst du haben.»

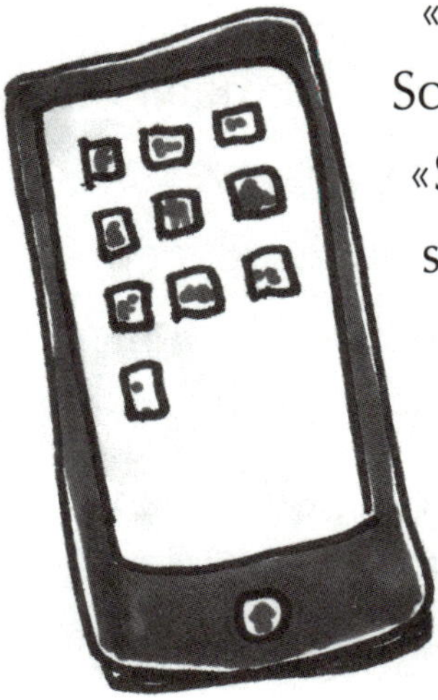

«Sehr witzig!», antworte ich und gebe ihr einen Schubs, der sie mitten im Wäscheberg landen lässt. «Sieht ziemlich krass aus, das Foto schicke ich in unsere WhatsApp-Klassengruppe», necke ich meine beste Freundin und zücke mein Smartphone.

«Das lässt du mal ganz schön bleiben!», protestiert Tessy. «Von mir wird Nullkommagarnichts ins Netz gestellt. Das ist Privatsache. Schon mal was von Persönlichkeitsrechten gehört?»

«Schon gut», grinse ich. «Aber jetzt mal ernst: Ich fand unsere Einkauferei heute echt super. Überhaupt nicht peinlich oder so was. Und dass Mama erklärt hat, dass es normal ist, dass nicht beide Brüste genau gleich groß sind, hat mich total erleichtert. Ich dachte nämlich, dass das nur bei mir so ist.»

«Ja, deine Mama ist top», findet Tessy. «Schön, dass ihre doofe Schreiberei jetzt vorbei ist und sie wieder mehr Zeit für euch hat. Gestresste Eltern sind so was von anstrengend! Aber jetzt lass uns mal weiterlesen. Du hast noch lange nicht alles gelesen, was wir gestern im Kurs gelernt haben. Und der nächste Abschnitt im Heft ist echt süß.»

Kapitel 6:

Ein Haus für das Baby

Die weiblichen Geschlechtsorgane sind – im Gegensatz zu denen der Jungs – mehrheitlich im Körper innen angelegt. Was jedoch nicht bedeutet, dass sie deshalb weniger bedeutsam sind. Es ist wichtig, dass du als Mädchen weißt, was an Wunderbarem in deinem Körper verborgen ist.

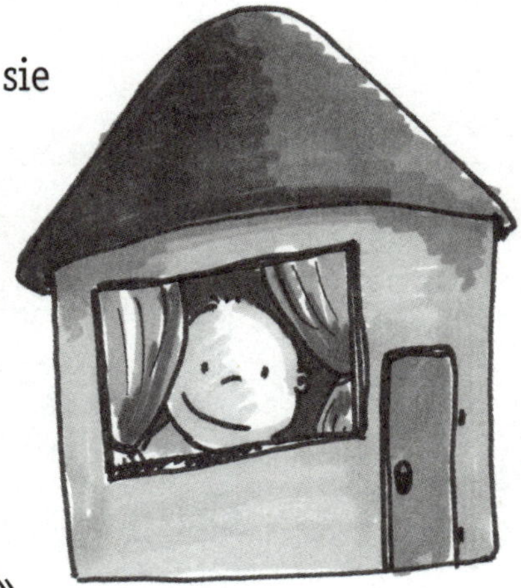

Eine Bekannte erzählte dazu ein Erlebnis, das sie mit ihrem fünfjährigen Neffen hatte:

Der kleine Junge musste aufs Klo und wurde von seiner Tante dahin begleitet. Dort angekommen, meinte er verschmitzt: «Du, ich habe da unten etwas, was du nicht hast!»

«Das stimmt», bestätigte meine Bekannte. «Aber weißt du denn, was ich da unten habe?»

«Klar doch», grinste der kleine Schlaumeier, «Frauen haben da unten drin ein kleines Haus, in dem ein Baby wohnen kann!»

Echt klasse, wie der kleine Mann das Ganze auf den Punkt gebracht hat.

In der Pubertät wird dieses Baby-Haus (die Gebärmutter), ohne dass du viel davon spürst, ausgebaut und babytauglich ausgestattet.

Scheide und Schamlippen wachsen, und der Schamhügel wird ebenfalls etwas größer; er hat die Aufgabe, den darunter liegenden Beckenknochen zu polstern.

Manchen Mädels ist das eher peinlich, vor allem, wenn sie enge Hosen oder einen Badeanzug tragen. Doch es gibt keinen Grund, sich deswegen zu «verstecken». Auch bei den Jungs werden die Geschlechtsorgane in der Teenagerzeit deutlich größer; das gehört einfach mit zum Programm.

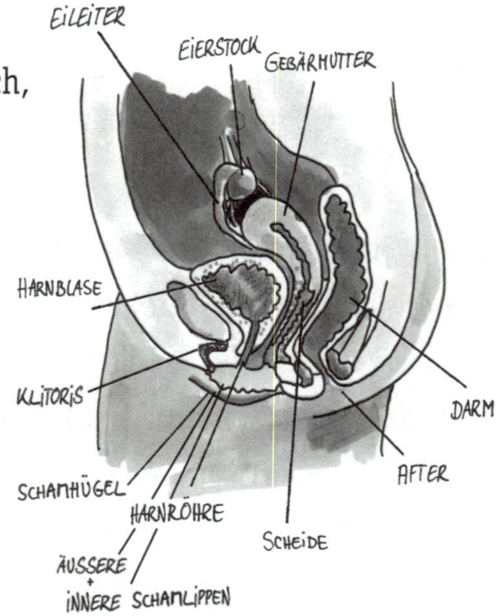

In der Pubertät verbreitert sich das Becken – schließlich soll darin ja mal ein Kind Platz finden. Allerdings sind auch hier die Unterschiede beträchtlich. Manche Mädchen kriegen ziemlich breite Hüften, während andere einfach ein schmalerer Typ sind. Alles voll okay – wir sind bekanntlich keine Massenware, sondern wertvolle Unikate.

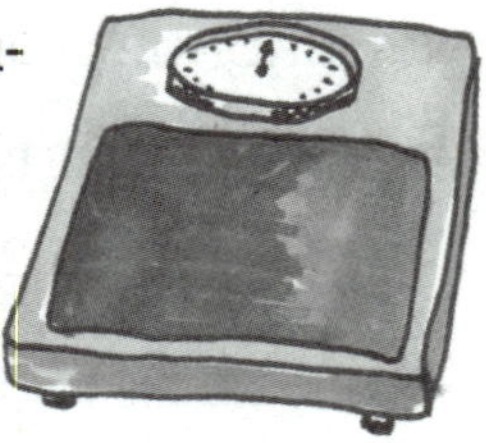

Unterschiedlich ist auch, wie viel Gewicht Mädchen in der Pubertät zunehmen. Lass dich nicht stressen, wenn du plötzlich einige Pfunde zulegst, die du vor der Pubertät nicht hattest, denn auch das pendelt sich häufig von alleine wieder ein. Und überhaupt: Ziel ist definitiv nicht, dass alle Mädels gleich aussehen müssen. Zu manchen Girls passen rundliche, weiche Formen einfach prima, und die Behauptung, dass alle Männer auf einen bestimmten Typ von Frauen stehen, ist Quatsch.

«Das musst du unbedingt mal deiner Schwester Chrissy erzählen», sage ich zu Tessy, «dann könnte sie aufhören, ihre armen Haare mit Wasserstoff zu quälen. Wie man bloß auf die Idee kommt, dass Jungs nur auf Blondinen stehen?»

«Hey, was quatscht ihr denn da über mich?», fragt Chrissy in dem Moment und lässt sich zwischen uns aufs Sitzkissen fallen.

Zu blöde, dass wir die Zimmertür offen gelassen haben …

«Ach, nichts Wichtiges», antwortet Tessy und klappt ihr Heft zu. «Wir haben gestern über Jungs gesprochen und darüber, dass viele Mädels wie die Kopien irgendwelcher Stars und Sternchen herumlaufen, obwohl sie als Originale gedacht sind. Und das alles bloß, weil sie denken, Jungs würden nur auf bestimmte Typen stehen.»

«Na, und tun sie das denn nicht?», fragt Chrissy und zupft ihre Wasserstoff-Strähnchen zurecht.

«Gewisse Jungs vielleicht schon», meint Tessy, «aber eben nicht alle. Und überhaupt ist es dämlich, sich so viel Stress zu machen, um irgendwelche Kerle zu beeindrucken.»

«Finde ich auch», stimme ich zu. «Vielleicht wär's ja ganz spannend, die Jungs mal zu fragen, was ihnen an Mädchen gefällt und was nicht.»

«Wir könnten doch bei deinen Brüdern anfangen», schlägt Tessy vor, «falls die überhaupt mal an etwas anderes als an Essen und Fußball denken. Und dann sind da auch noch Finn und Jan, die wir beim nächsten Pizza-Essen interviewen könnten.»

«Na, viel Spaß dann!», meint Chrissy und rappelt sich hoch. «Bin ja mal gespannt auf die Ergebnisse eurer Umfrage. Scheint gar nicht so übel zu sein, dieser Mädels-Kurs!»

«Die hätten wir los – doch leider muss ich jetzt ebenfalls nach Hause flitzen. Mama will nach dem Abendessen noch kurz mit mir bei Oma Berta vorbeigehen, weil die heute Geburtstag hat.»

«Na, dann gib Gas – und vergiss deine neuen Klamotten nicht!», meint Tessy und hilft mir dabei, meine neuen Sachen wieder sorgfältig in der Plastiktüte zu verstauen.

Kapitel 7:

Tage, Fruchtbarkeit, Zyklus und Co.

Wann ein Mädchen zum ersten Mal seine Tage haben wird, lässt sich nicht genau festlegen. Studien besagen, dass viele Mädchen irgendwann zwischen elf und fünfzehn zum ersten Mal ihre Periode bekommen. Das Ganze kann aber auch schon deutlich früher oder erst etwas später losgehen.

Die erste Monatsblutung ist im Leben eines Mädchens ein total wichtiges Ereignis. Sie zeigt in aller Regel, dass die Entwicklung normal verläuft, alles in Ordnung ist und der Körper jetzt fruchtbar geworden ist. Das Mädchen könnte jetzt ein Kind empfangen und Mutter werden.

Was läuft beim Monatszyklus im Körper ab?

Jeden Monat wächst unter dem Einfluss des Hormons Östrogen in den Eierstöcken ein Eibläschen (in der Fachsprache wird das Eibläschen «Follikel» genannt). Der Follikel kann über zwei Zentimeter groß werden und enthält eine ungefähr stecknadelgroße Eizelle. Ist diese fertig ausgereift, springt das Eibläschen auf und gibt die Eizelle frei. Dieses Ereignis wird «Eisprung» genannt. Genau zu dieser Zeit – just in time – wölbt sich der Eileitertrichter mit seinen fingerförmigen Enden über den Eierstock, nimmt die reife Eizelle in Empfang und bugsiert sie in den Eileiter.

Das Östrogen hat zu diesem Zeitpunkt schon dafür gesorgt, dass der Muttermund, das äußerste Ende des Gebärmutterhalses, sich leicht geöffnet hat. (In anderen Zyklusabschnitten ist er fest verschlossen). Dabei fließt aus der Öffnung eine schleimartige Flüssigkeit in die Scheide rein und unten wieder aus ihr raus.

Wenn du also etwas weißlichen Ausfluss in der Unterhose bemerkst, dann ist das nichts Krankhaftes, sondern ganz normal. Es zeigt dir, dass in deinem Körper das Östrogen schon angefangen hat zu arbeiten.

Vor der ersten Blutung wird diese Flüssigkeit «Weißfluss» genannt. Vom ersten Auftreten von Weißfluss bis zu deiner ersten Regel kann es aber noch viele Wochen oder Monate dauern. Doch je näher sie kommt, desto durchsichtiger und dehnbarer wird auch der Weißfluss – was darauf hinweist, dass deine erste Blutung vermutlich nicht mehr allzu lange auf sich warten lässt.

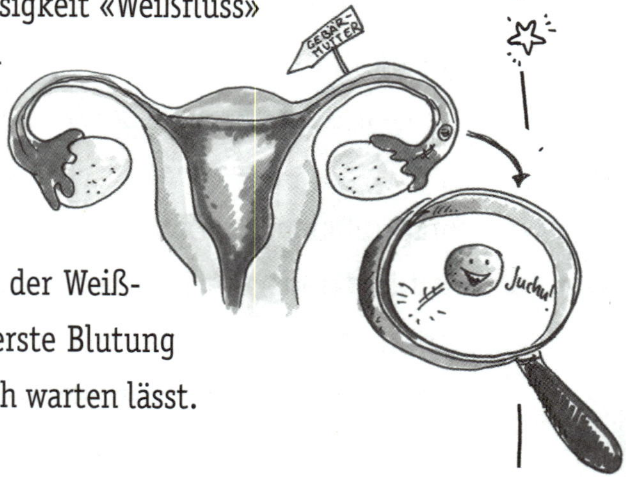

Im Eileiter, dem Verbindungsgang, der in die Gebärmutter einmündet, wird die Eizelle langsam in Richtung Gebärmutter transportiert. Jetzt ist der ideale Moment für eine Befruchtung, denn das Östrogen hat dafür gesorgt, dass das Babyzimmer vorbereitet wurde: Die Gebärmutterschleimhaut wurde verdickt, damit die befruchtete Eizelle sich gut darin verankern kann.

Und direkt nach dem Eisprung nimmt das Hormon Progesteron aus dem Eierstock auch noch das «Feintuning im Babyzimmer» vor und stellt zum Beispiel eine ausreichende Ernährung sicher. Treffen in den nächsten Stunden jedoch keine befruchtungsfähigen Spermien im Eileiter ein, stirbt die Eizelle ab und löst sich in ihre Bestandteile auf.

Bei der Blutung, die einige Tage später einsetzt, löst sich die vorbereitete Schleimhaut ab, die das Babyzimmer der Frau auspolstert, und wird aus der Gebärmutter raustransportiert.

Mit jeder Monatsblutung – die übrigens keinen Monat, sondern in aller Regel zwischen 3 und 6 Tagen andauert – beginnt das geheimnisvolle Programm, das neues Leben ermöglicht, wieder von vorne.

Der erste Tag der Blutung ist immer auch der erste Tag des Monatszyklus. Bei den meisten Mädels ist der Zyklus in der ersten Zeit noch nicht regelmäßig. Das Ganze muss sich ja erst mal einspielen. Es ist also völlig normal, dass die Länge des Monatszyklus zu Beginn noch stark variiert. Das eine Mal dauert es vielleicht 23 Tage, bis das Babyzimmer neu ausgekleidet wird, ein anderes Mal hat der Zyklus eine Länge von 30 Tagen oder mehr.

Möglich ist auch, dass die Blutung einen bis mehrere Monate ganz aussetzt, um erst dann wieder von neuem zu beginnen.

Und übrigens: Bei vielen Mädchen dauert die erste Blutung noch nicht so lange – sie bemerken vielleicht sogar nur etwas bräunlichen Schleim oder einen bräunlichen Schimmer auf dem Toilettenpapier. Das wird dann erst im Lauf der nächsten Monate mehr.

Binden oder Tampons verwenden?

Welche Produkte du während deiner Tage verwenden willst, besprichst du am besten mal mit deiner Mama, deiner älteren Schwester oder einer anderen Frau, die darin schon Erfahrung hat.

Der Vorteil von Binden ist, dass das Blut gut abfließen kann und nicht «im Körper drin» bleibt. Die Größe oder Dicke der Binden hängt von der Stärke der Blutung ab. Es gibt heute ein sehr großes Angebot an verschiedenen Produkten und dabei auch solche, die speziell für junge Frauen wie dich entwickelt wurden. Bestimmt wirst du dabei etwas finden, mit dem du dich wohlfühlst.

Falls du – beispielsweise beim Schwimmen – Tampons benutzt, solltest du mit einer kleinen Tampon-Größe beginnen und vor dem ersten Einführen die Gebrauchsanleitung genau studieren. Hygiene ist notwendig, damit keine krankmachenden Keime in die Scheide eingeschleppt werden. Wasch dir deshalb vor dem Einführen die Hände und achte darauf, dass der Tampon nicht mit Schmutz in Berührung kommt. Wichtig ist auch, dass du den Tampon nach dem Schwimmen wieder entfernst. Tampons, die zu lange nicht gewechselt werden, können nämlich Infektionen verursachen.

Gefühlschaos und Stimmungsachterbahn

Auf den Wechsel der Hormone, die den Zyklus beeinflussen, reagieren Mädchen sehr unterschiedlich.

Manchen Mädels geht es kurz vor der Monatsblutung wie immer, andere sind in dieser Zeit empfindlicher, nerven sich über Kleinigkeiten oder fühlen sich traurig und frustriert, obwohl es dafür keine sichtbaren Gründe gibt.

In der Zeit um den Eisprung herum sind viele Frauen hingegen besonders fit, leistungsfähig und so richtig «gut drauf».

Wie das bei dir ist, wirst du mit der Zeit herausfinden. Vielleicht hast du ja – wenn es bei dir so weit ist – Lust, mal eine Zeitlang zu beobachten, wie es dir während des Zyklus geht, wann du so richtig happy bist und wann du eher Krisen schiebst.

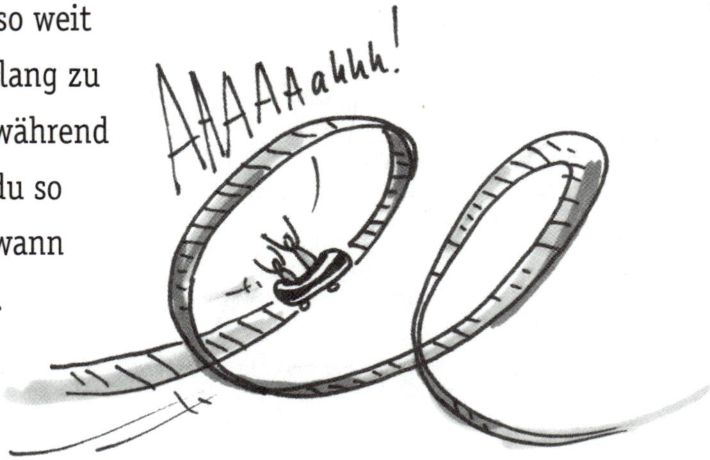

Trag, sobald du deine erste Monatsblutung bekommen hast, am besten mal einige Monate lang jeden Tag in eine Mädchentabelle ein, was bei dir gerade abgeht und wie du dich dabei fühlst. Das hilft dir, mit deinem Körper vertraut zu werden und dich selber besser kennen zu lernen.

Und noch etwas: Die erste Monatsblutung ist eine wichtige Premiere. Frauenpower eben. Überlege dir, wie du dieses Ereignis gebührend feiern könntest. Ob mit einem Frauenausflug ins Kino, einem Abendessen mit deinen Eltern oder einem Mädels-Abend mit deiner besten Freundin … *Dieser* Anlass ist definitiv eine Party wert!

MÄDCHENTABELLE

Monat	Stimmung						Körper						Mein Tag war ...					
	wechselhaft	super drauf	voll genervt	echt crazy	deprimiert	oder ...	total fit	Bauchweh	Kopfweh	Weißfluss	Blutung	oder ...	der Hammer	ätzend	so lala	ganz gut	anstrengend	oder ...
1																		
2																		
3																		
4																		
5																		
6																		
7																		
8																		
9																		
10																		
11																		
12																		
13																		
14																		
15																		
16																		
17																		
18																		
19																		
20																		
21																		
22																		
23																		
24																		
25																		
26																		
27																		
28																		
29																		
30																		
31																		

«Puuh, mir brutzeln langsam, aber sicher die Hirnzellen weg», stöhne ich, als wir das neue Kapitel fertig gelesen haben, und tätschle Tessys Irish Setter «Strolch» den Kopf. Was umgehend mit eifrigem Handlecken belohnt wird. Strolch liebt mich aus tiefster Hundeseele und würdigt Tessy keines Blickes, wenn ich da bin. (Was ich ihr natürlich immer wieder mal genüsslich unter die Nase reibe! ☺)

«So viele Infos auf einmal. Krass, was da alles im Körper abgeht, von dem ich keine Ahnung hatte.»

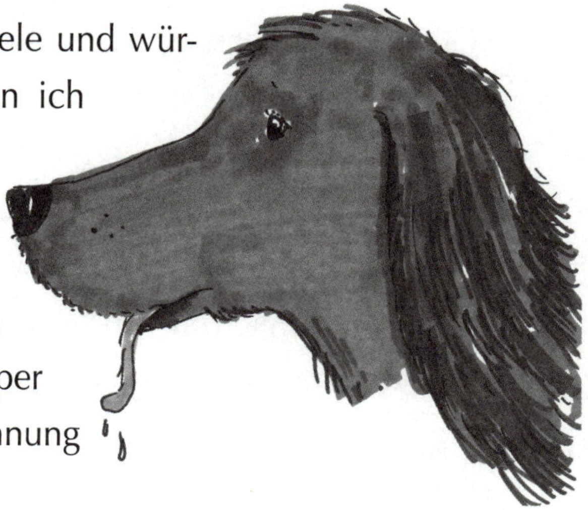

«Hey, das ist noch lange nicht alles, was es dazu an Infos gibt», meint Tessy aufgekratzt. «Diese Mädchentabelle zum Beispiel ist erst der Anfang. Im Kurs für Teenager, der nächstes Jahr stattfinden wird, geht's weiter. Da lernen wir dann mehr über unseren Körper und darüber, wie das mit der Selbstbeobachtung genau funktioniert. Damit kann eine Frau später mit etwas Übung nämlich die fruchtbaren und unfruchtbaren Zeiten im Zyklus bestimmen. Was viel natürlicher, partnerschaftlicher und für den Körper um einiges gesünder ist als Pille und Co. Es gibt noch irre viel zu entdecken, wenn du echt wissen willst, was Sache ist. Am besten fragst du mal bei deinen Ellies nach, ob du nächstes Jahr auch teilnehmen darfst. Die haben bestimmt nichts dagegen, dass wir uns zusammen anmelden. Eltern wollen ja nur das Beste für ihre Kinder!»

«Klar doch, Mama ist bestimmt einverstanden, und Papa sowieso. Vor allem natürlich, wenn ich ihn ganz lieb frage und dabei meinen super Augenaufschlag einsetze. Den habe ich lange vor dem Spiegel geübt, musst du wissen.»

«Glaub ich dir gerne», grinst Tessy. «Doch statt vor dem Spiegel dämliche Fratzen zu schneiden, sollten wir uns wohl besser aufs Ohr hauen, bevor Mama kommt und uns eine Standpauke hält.»

Am nächsten Morgen ist Tessy – wie jeden Morgen (stöhn!) – gleich hellwach, und nach einem ausgiebigen Frühstück überlegen wir, was wir unternehmen könnten, bevor ich gegen Mittag nach Hause muss.

«Schließlich ist heute schulfrei», meint die fitteste aller Freundinnen, «und ich hab echt keine Lust, den ganzen Tag zu Hause zu hocken. Lass uns fürs Erste mit Strolch rausgehen. Das arme Tier sitzt schon seit einiger Zeit erwartungsvoll an der Tür und hofft, dass seine große Liebe ihn endlich ausführt.»

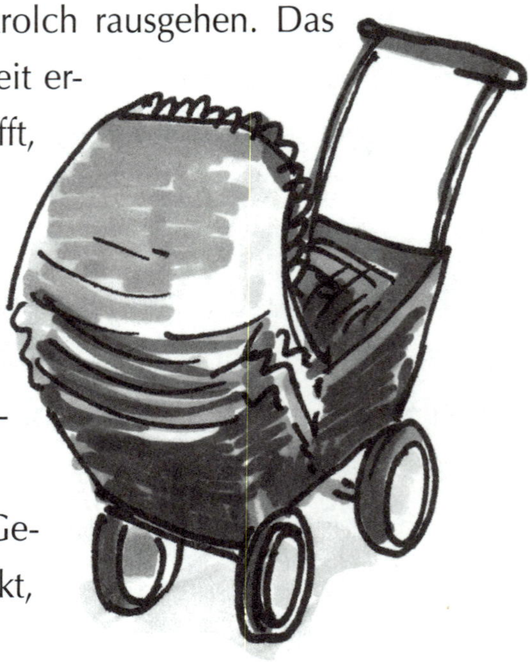

«Dann mal los, Quatschtüte!», meine ich dazu nur und schnappe mir die Hundeleine. Mit dem Ergebnis, dass Strolch wie blöd an mir hochspringt und versucht, mir das Gesicht abzuschlabbern. Völlig verrückt, der Hund!

Als wir beim Bauernhof vorbeikommen, treffen wir dort nicht nur schwarzgefleckte Kühe, sondern auch Chiara und Simona aus der Klasse über uns, die mit Kinderwagen und je einem pausbäckigen Lockenkopf an der Hand den Tieren beim Fressen zuschauen.

«Gratuliere zum Nachwuchs, die Zwerge sind ja echt süß!», grinst Tessy und wuschelt den beiden Kleinen liebevoll durchs Haar.

«Bloß keine blöden Sprüche, Streuselschnecke!», blafft Chiara, die ganz rot angelaufen ist.

«Hey, das war doch nicht böse gemeint!», besänftigt Tessy und knufft Chiara in den Arm. «Ich mag kleine Kinder unglaublich gerne, echt! Und was meine ‹Streusel› betrifft: Kann gut verstehen, dass du neidisch bist. Nicht jeder hat so schöne Sommersprossen im Angebot. Aber lass uns mal rüber zu den Hühnern gehen. Ich hab zu Hause im Vorbeigehen ein Stück trockenes Brot eingesteckt, das wir ihnen verfüttern können. Ist doch echt ulkig, wie die Viecher angerannt kommen und picken, als ob es um ihr Leben ginge.»

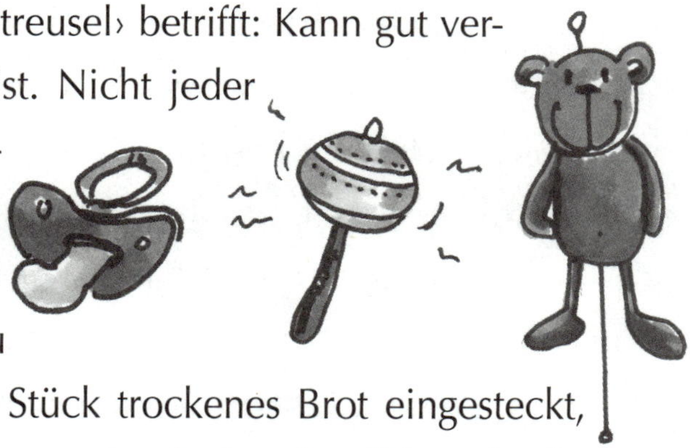

«Wem gehören denn die Kleinen?», frage ich, als wir in Richtung Hühnerhof steuern.

«Das Baby im Kinderwagen ist die Tochter unserer Nachbarin», erklärt Simona. «Sie ist erst achtzehn, steckt gerade mitten im Studium und ist immer happy, wenn ich Zeit habe, mit Selina rauszugehen, damit sie in Ruhe büffeln kann. Die beiden Krausköpfe sind die Kinder meiner Cousine, die heute bei uns zu Besuch ist. Weil die beiden gerade voll auf Tiere und Traktoren abfahren, hat meine Mam gefragt, ob Chiara und ich mal kurz mit ihnen zum Bauernhof rübergehen würden.»

«Finde ich voll cool – ich sehe schon, ich bin die Einzige, die keinen Babysitter-Job hat. Aber neben dem Fußballtraining ist den Sommer über einfach nix Zusätzliches drin. Doch falls deine Nachbarin den Winter über mal Bedarf hat, kann sie sich gerne bei mir melden. Vorausgesetzt natürlich, du bist einverstanden.»

«Logo, finde ich prima», meint Simona. «Sally kann jede Unterstützung gebrauchen, die sie kriegen kann, denn ihr feiner Freund interessiert sich nicht besonders für seine Tochter. Hängt lieber mit seinen Kollegen rum, als sich mit Kind und Haushalt abzugeben. Zum Glück kümmern sich Sallys Eltern um die beiden. Die zwei sind echt klasse. Obwohl sie total dagegen waren, dass Sally schon so jung mit einem Typen zusammenzieht, und es deswegen ziemlichen Krach gab, halten sie trotzdem zu ihr.» Sie macht eine Pause zum Luftholen und redet dann praktisch ohne Punkt und Komma weiter.

«Als Sally ihnen – ziemlich kleinlaut, wie du dir vorstellen kannst – erzählte, dass sie schwanger ist und dass ihr Freund sie drängt, das ‹Ding›, wie er es nannte, ‹wegmachen› zu lassen, reagierten sie überraschend easy. ‹Geschehen ist geschehen›, meinte Sallys Mama nur. Und ihr Papa sagte: ‹Das Baby ist jetzt da und soll sich bei uns willkommen fühlen. Kinder sind ein Wunder – keine Ware, die man ablehnt oder *wegmacht,* wenn sie einem gerade nicht in die Lebensplanung passt.›»

«Echt stark», meint Tessy und pfeift anerkennend durch die Zähne. «Ob meine Eltern auch so reagieren würden? Ich hab allerdings – ehrlich gesagt – auch nicht vor, so früh schon mit Jungs zu gehen oder mit einem Typen zusammenzuziehen. Fürs Erste stehen noch ein paar andere Dinge an.»

«Klar doch», stimme ich ihr zu. «Ich frag mich eh immer wieder mal, weshalb so viele Mädels auf Jungs stehen, die sie ganz offensichtlich nur benutzen und sie wieder fallen lassen, wenn die Sache ernst wird. Oder auf Männer, die etwas gegen Kinder haben. Ich habe meiner Oma mal dabei geholfen, auf dem Weihnachtsmarkt selbstgestrickte Babyschühchen und andere Sachen für Winzlinge zu verkaufen. Hat echt Spaß gemacht und ist eine prima Sache, denn der Erlös kam einer Beratungsstelle für ungeplant schwangere Frauen zugute», erzähle ich nun meinerseits.

«Komisch war nur zu beobachten, dass viele Mädels oder Frauen von unseren Babysachen magisch angezogen wurden, während manche Männer versuchten, möglichst viel Abstand zu halten. Dabei sind Babys doch definitiv auch Männersache – was gewisse Typen da wohl für ein Problem haben?»

«Keine Ahnung!», erklärt Tessy. «Bei manchen ist es offensichtlich noch nicht angekommen, wie das mit Liebe und Sex und so funktioniert. Die müssten eben mal einen Kurs besuchen. Ob es so was auch für Jungs gibt?»

«Bestimmt», sage ich, «und glücklicherweise ticken ja auch nicht alle Männer so. Mein großer Bruder hat ständig irgendwelche Kids im Schlepptau und kriegt glänzende Augen, wenn er ein Neugeborenes halten darf. Der würde sich bestimmt nicht feige verdrücken, wenn's ernst wird.»

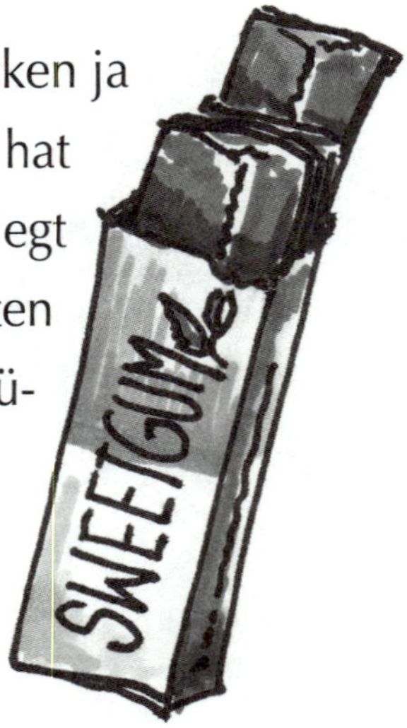

«Echt süß, kannst du mir den mal vorstellen?», grinst Chiara und fischt sich einen Kaugummi aus ihrer Umhängetasche.

«Ich werd's mir überlegen!», verspreche ich und äffe dabei die Hühner nach, die ständig nervös mit ihren Köpfen vor- und zurückwackeln.

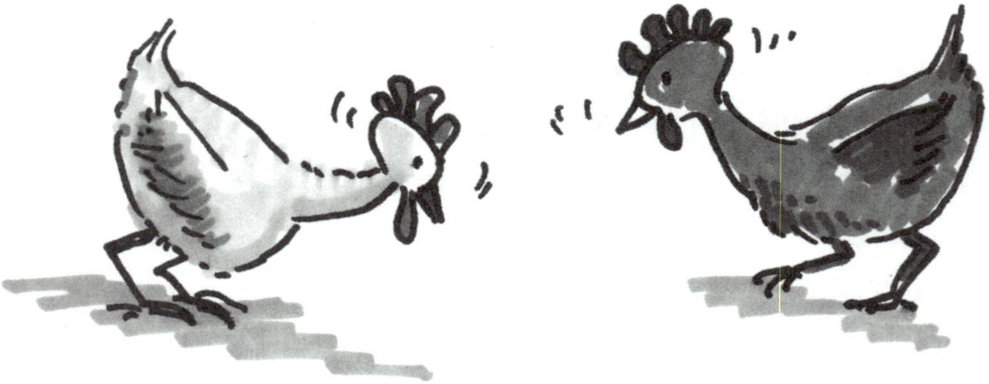

«Höchste Zeit, heimzugehen, Anja!», ruft Tessy plötzlich und versucht, Strolch einzufangen, der sich gerade einen Riesenspaß draus macht, die Hofkatzen zu jagen. «Nun komm endlich her, du doofes Vieh, sonst kriegen wir zu Hause Ärger!», schimpft sie genervt.

«Hey, was stresst du denn plötzlich so?» fragt Simona irritiert.

«Ich soll meinem Pa um elf beim Fahrrad-Reparieren helfen», erklärt Tessy. «Mein Hinterreifen ist mal wieder platt. Und in Sachen Pünktlichkeit ist mit meinem Papa echt nicht zu spaßen, da kennt er nix!»

Wir umarmen die Mädels und knuddeln die drei «Zwerge» zum Abschied.

«Ich mag Chiara und Simona!», sage ich zu Tessy, als wir außer Sichtweite sind. «Du, sag mal, hattet ihr das Ganze mit Schwangerschaft und so eigentlich schon im Kurs? Da wüsste ich gerne was drüber. Ich freu mich nämlich schon darauf, irgendwann mal selber Mama zu werden.»

«Nein, hatten wir noch nicht. Das kommt, glaube ich, nächstes oder übernächstes Mal dran. Und übrigens: Deine Kinder werden bestimmt süß aussehen. Zumindest, falls sie nach ihrer Mama kommen!»

«Danke fürs Kompliment», grinse ich und lasse mich von Strolch, der wie wild an der Leine zerrt, zu Tessys Haus ziehen.

Zu schade, dass für heute Schluss ist. Ich könnte ewig über solche Dinge quasseln und freue mich jetzt schon auf das, was meine schlaue Freundin nächsten Freitag erzählen wird.

Kapitel 8:

Babystory: Schwangerschaft und Geburt

In der Pubertät stellt sich dein Körper unter anderem darauf ein, dass du Mama werden könntest. Schon beim ersten Eisprung – also eventuell noch kurz bevor die erste Blutung eintritt und du weißt, dass du nun fruchtbar bist – könntest du schwanger werden.

Viele Mädels träumen davon, irgendwann mal eine Familie zu gründen und Kinder zu haben. Was eine prima Sache ist, denn wir sind als Menschen darauf angelegt, Leben weiterzugeben.

Klar ist aber auch, dass Babys kein Spielzeug sind, sondern eine Menge Einsatz und Verantwortung bedeuten. Und erst mal sind bei einem Teenager ja noch ganz andere Themen dran, und er hat genug damit zu tun, seine Persönlichkeit zu entwickeln und seine Energie in eine gute Ausbildung zu investieren.

Es gibt definitiv keinen Grund zur Eile – erwachsen sein kannst du noch ein ganzes Leben lang. Mit all dem Herausfordernden und Schönen, was nun mal einfach dazugehört.

Doch wie entsteht denn eigentlich das «Wunder Mensch»?

Alles beginnt (hoffentlich) damit, dass Mann und Frau sich lieben und dass sie im Zeitraum um den Eisprung herum Geschlechtsverkehr haben. Millionen von Spermien sind dann nach dem Samenerguss in Richtung Eileiter unterwegs, aber nur eine einzige wird dort von der Eizelle eingelassen. Ist das «Gewinner-Spermium» gelandet, macht die Eizelle dicht. Bewerber, die später ankommen, blitzen ab.

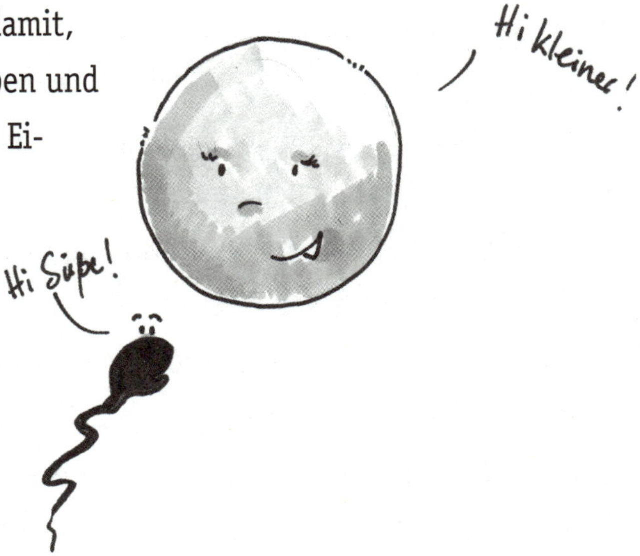

Jedes Mal, wenn Eizelle und Spermium miteinander verschmelzen, entsteht ein einzigartiger, neuer Mensch. (Oder, wie im Fall von Zwillingen oder Mehrlingen, sogar zwei oder mehr neue, je einzigartige Menschen.) Alles, was diese neue Person genetisch ausmacht, ist von der Befruchtung an festgelegt: Welche Augen- und Haarfarbe sie haben wird, wie groß sie werden wird, ob sie eher mathematisch oder sprachlich begabt ist, einen feingliedrigen oder «robusten» Körperbau hat, ein großer Denker oder eine Sportskanone sein wird – all das ist zu diesem Zeitpunkt schon klar. Der «Bauplan» ist fertig und wird sich bis zum Tod dieses Menschen nicht mehr ändern. Ziemlich genial, wenn du mich fragst!

Nach einigen Stunden beginnt die befruchtete Eizelle sich immer wieder zu teilen, bleibt aber in einer gemeinsamen Hülle und wird weiter

Richtung Gebärmutter transportiert. Ist der kleine Mensch, der dann schon aus mehreren Hundert Zellen besteht, sicher dort gelandet, sucht er sich einen Platz, der ideale Bedingungen bietet, und verankert sich fest in der nährenden Gebärmutterschleimhaut.

Die Plazenta, eine Art tellerförmiges, stark durchblutetes «Kissen», wird nach und nach gebildet, um das Baby mit allem zu versorgen, was es braucht. Verbunden sind Kind und Plazenta durch die Nabelschnur. Sie leitet dem Baby Nährstoffe und Sauerstoff von der Mutter zu und transportiert das verbrauchte Blut und die Abfallstoffe zur Mutter zurück. Das Fruchtwasser, in dem der winzige Mensch schwimmt, schützt seinen kleinen Körper vor dem Austrocknen und fängt Stöße ab. Ein «Airbag für das Ungeborene», könnte man fast sagen, nur viel, viel sanfter.

«Genial, wie das alles eingerichtet ist! Man könnte also eigentlich sagen, dass jeder von uns ein ‹Champion› ist!», staune ich, doch Tessy glotzt mich nur verständnislos an. «Ist doch logisch. Nur ein Top-Spermium macht das Rennen und befruchtet die reife Eizelle. Und daraus entsteht dann der neue Mensch, also zum Beispiel du. Klopf dir am besten leicht auf den Hinterkopf, damit der Groschen endlich fällt», necke ich meine beste Freundin, die immer noch nicht kapiert, worum's geht.

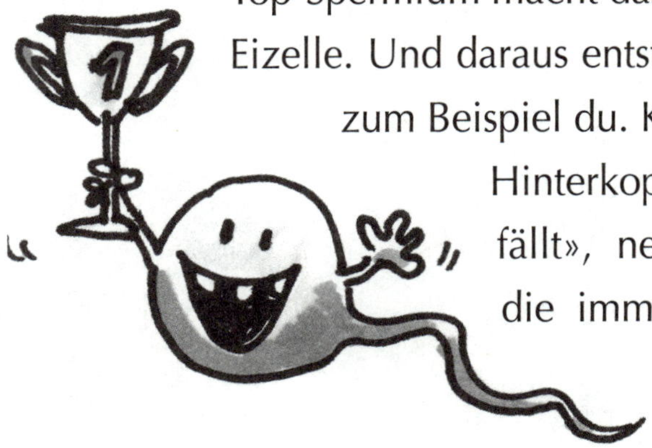

«Danke für den Tipp», blafft Tessy zurück. «Und jetzt lass uns das Kapitel fertiglesen. Die Baby-Story geht ja noch weiter.»

Die Entwicklung des Babys im Mutterleib

Echt ein Wunder, was da in der Schwangerschaft abgeht! Mit drei Wochen beginnt das kleine Herz zu schlagen, und am Ende des zweiten Monats sind alle Organe des ungeborenen Kindes, das bis zu diesem Zeitpunkt Embryo genannt wird, angelegt.

Der Winzling ist jetzt ca. 3 cm groß und ungefähr 10 Gramm schwer.

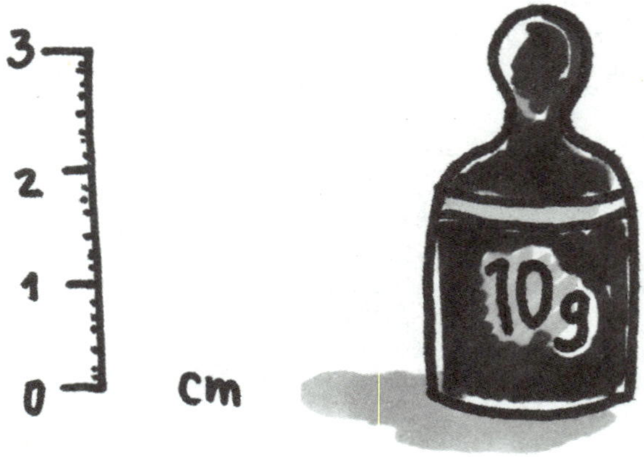

Das Baby ist von Anfang an eng mit seiner Mutter verbunden und reagiert schon sehr früh auf Reize. Ist seine Mama gestresst, bekommt es ebenfalls Herzklopfen. Es bewegt sich nun schon aktiv in seiner angenehm temperierten, mit Fruchtwasser gefüllten Blase, die es nicht nur vor Stößen schützt, sondern auch Geräusche dämpft, die von außen kommen. In der zwölften Schwangerschaftswoche ist der Fötus, wie das Ungeborene nach Abschluss der Organbildung genannt wird, ca. 5–6 cm lang und wiegt ungefähr 15 Gramm.

Im vierten Monat beginnt das ungeborene Kind herumzuturnen. Es schlägt manchmal regelrechte Purzelbäume, und ab dem fünften Monat kann es die Herztöne und die Stimme seiner Mama hören.

Das Baby macht sich bemerkbar; es zappelt und stößt dabei immer wieder mal gegen die Bauchwand. Was sich für seine Mama wie ein «zartes Flattern» oder ganz leichtes «Angestupst-Werden» anfühlt.

Ab dem sechsten Monat wird durch spürbare Bewegungen der Bauchwand auch nach außen hin wahrnehmbar, wie aktiv das Ungeborene im Mutterleib ist. Es spielt mit der Nabelschnur oder lutscht am Daumen. Hin und wieder bekommt es einen Schluckauf, was die Mama als regelmäßige Stupser gegen die Bauchwand mitbekommt.

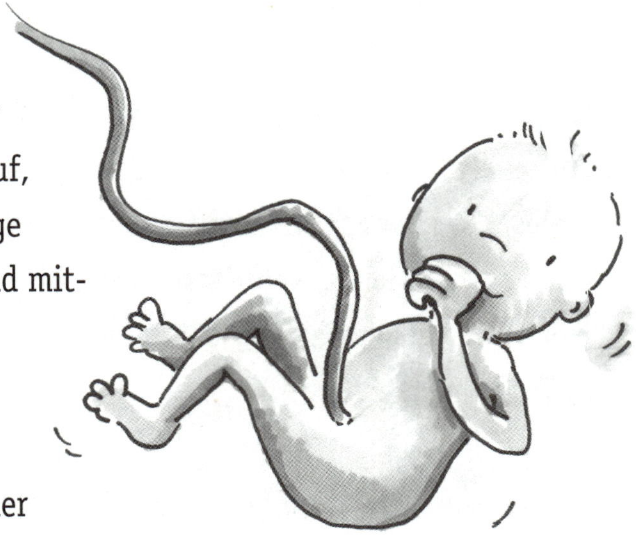

Vom siebten Monat an bekommt das Ungeborene immer mehr von dem mit, was «draußen» geschieht. Es öffnet die Augen und empfindet den Unterschied von Hell und Dunkel. Das Baby ist jetzt ca. 40 cm lang und wiegt etwa 1500 bis 1800 Gramm.

Im achten Monat reagiert das Kleine deutlich wahrnehmbar auf Berührungen von außen. Es spürt, wenn die Eltern zärtlich die Hand auf den Bauch legen oder sanft mit einem Finger auf den Bauch drücken. Manchmal «antwortet» das Baby. Es stupst zurück oder kuschelt sich von innen an die Stelle, wo die Hand liegt.

Neunter Monat: Der Countdown für die Geburt läuft, und das Baby übt für das Leben außerhalb des Mutterleibs. Im Bauch ist es ziemlich eng, deshalb kann es sich kaum noch drehen. Es nuckelt oft an seinem Daumen, strampelt heftig und öffnet nun immer häufiger seine Augenlider. Ende des neunten Monats ist das Baby etwa 50 Zentimeter groß und wiegt ca. 3000 bis 4000 Gramm.

Kurz vor der Geburt: Alle Organe sind jetzt voll «betriebsbereit». Schon während der Schwangerschaft wurden die Grundbausteine des Gehirns angelegt. Das Gedächtnis funktioniert bereits im Bauch der Mutter: Babyforscher haben herausgefunden, dass sich das noch ungeborene Kind in der 37. Schwangerschaftswoche mindestens 24 Stunden lang eine Folge von Tönen merken kann.

Wer oder was genau die Geburt auslöst, ist nach wie vor ein Geheimnis. Doch irgendwann geht es los: Die Wehen, die vor allem gegen Ende der Geburt sehr schmerzhaft sein können, setzen ein. Ihre Aufgabe besteht unter anderem darin, den Geburtskanal zu erweitern und den Muttermund, der dafür sorgt, dass das Ungeborene nicht zu früh nach unten rutscht, für die Geburt zu öffnen.

Die Fruchtblase, in die das Baby eingehüllt ist, platzt auf, und der kleine Mensch wird – falls das Kind nicht aufgrund von Komplikationen per Kaiserschnitt geholt werden muss – mit Hilfe der Presswehen durch die Scheide nach draußen gedrückt. Der «Geburts-Tag» ist da!

Schmerz und Freude mischen sich zu einem unglaublich intensiven Erleben, wenn das Neugeborene zum ersten Mal auf die Brust seiner Mama gelegt wird.

Es gibt wohl kaum etwas, das Eltern tiefer berührt als die Geburt ihres Kindes. Jedes Leben ist – von Anfang an – ein einzigartiges Wunder.

Herzlich willkommen in unseren Armen, kleiner Mensch!

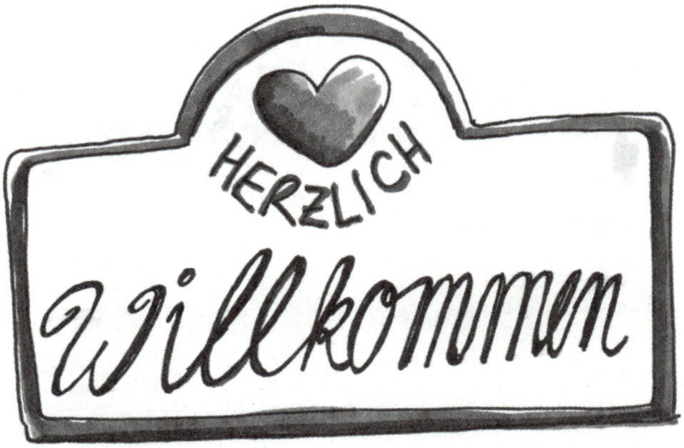

«Wie perfekt das alles eingerichtet ist!», staune ich und blättere das Kapitel im Heft nochmals durch. «Ich hatte keine Ahnung, dass das Herz des Babys schon mit drei Wochen schlägt.»

«Ja, und mit zehn Wochen ist alles dran. Meine Oma hat einen Pin, auf dem du die winzigen Füße eines zehn Wochen alten Kindes sehen kannst. Mit zehn klitzekleinen, aber perfekt geformten Zehen.»

In dem Moment hämmert mein Bruder Noah gegen die Zimmertür. «Ihr kriegt Besuch, Mädels. Unten an der Haustür stehen Finn und Jan – die wollen euch bestimmt einen Heiratsantrag machen!»

«Sehr witzig!», gebe ich zur Antwort und strecke den Kopf aus dem Fenster, um zu schauen, ob die beiden tatsächlich da unten stehen.

«Kommt ihr mit zum Schwimmen?», fragt Jan und wedelt mit seinem knallgrünen Strandtuch. «Wir trauen uns nicht, alleine dahin zu gehen!», unterstützt Finn seine Bitte und schneidet eine dämliche Grimasse.

«Was meinst du, sollen wir mitgehen?», frage ich Tessy.

«Türlich!», sagt die und schnappt sich ihre Schwimmsachen. «Dafür hab ich das Zeugs ja mitgebracht. Wir können doch nicht den ganzen Samstag in deiner Bude hocken – das ist schlecht für meine Kondition.»

«Okay, wir kommen!», schreie ich aus dem Fenster und packe meine Strandtasche.

Im Schwimmbad angekommen, treffen wir auf die Blondinen von der 10b, die wie immer von älteren Jungs umschwärmt werden.

«Tja, die Samantha will's heute mal wieder wissen. Noch knapper kann ein Bikini gar nicht sein», meint Jan und versucht, einen Bogen um die Gruppe zu machen.

«Na, ihr Loser», macht einer von Samanthas Verehrern uns blöde an, «echt krasse Puppen habt ihr euch da geangelt!»

«Tja, wir können's eben!», antwortet Finn mit seinem typischen Grinsen, und wir suchen uns einen gemütlichen Platz in der Nähe der Eisbude. Mit den beiden Jungs abzuhängen macht ganz schön Spaß, und wir spielen auf der großen Rutsche Fangen, bis die Bademeisterin uns dabei erwischt und wegschickt.

Als wir zu den Sprungbrettern gehen, treffen wir dort wieder auf Samantha und ihre Clique. Die Jungs strengen sich mächtig an, um die Girls zu beeindrucken. Zu blöde, dass ausgerechnet der schöne Kevin eine ziemlich plumpe Bauchlandung macht! …

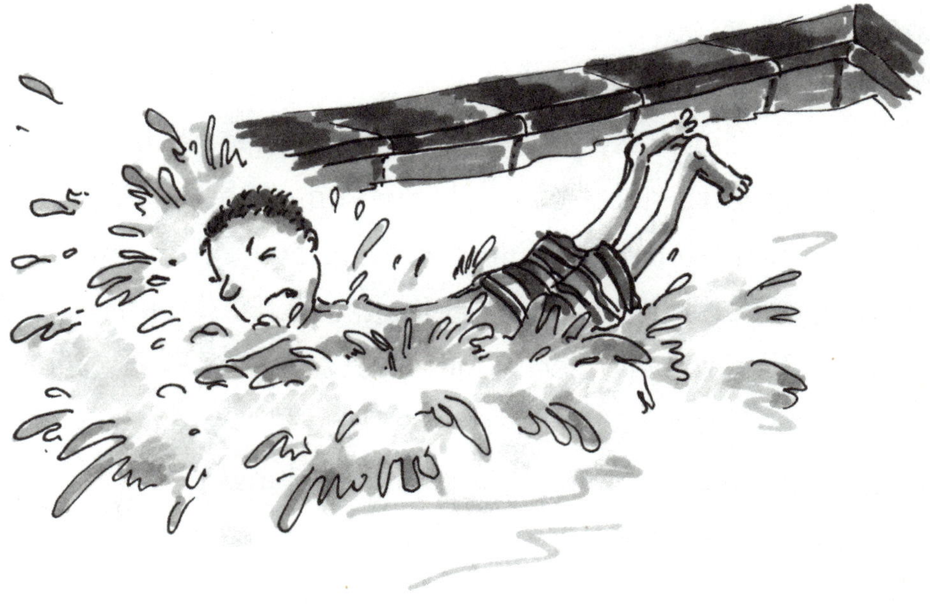

Samantha bringt sich am Beckenrand in Position und lässt sich von ihrem neuen Lover abknipsen.

«Echt peinlich», murmelt Jan, «das Ding ist nicht nur so winzig, dass man ihren Hintern sieht, sondern auch noch durchsichtig. Da weiß ‹Mann› ja echt nicht, wo er hingucken soll.»

«Dass ihre Mama sie so aus dem Haus lässt!», wundert sich Tessy. «Meine würde mir für so wenig Stoff schon gar kein Geld geben.»

«Ziemlich vernünftig», findet Finn, und wir schlendern zur Pommes-Bude, wo Jan uns zu Ehren seines Geburtstags eine Extraportion spendiert. Vollgestopft und zufrieden machen wir uns danach auf den Heimweg.

«Ein Glück, dass es nicht nur solche Blödmänner wie Kevin gibt», sage ich zu Tessy, nachdem wir uns von Finn und Jan verabschiedet haben. «Wie Jungs wohl all die Veränderungen in der Pubertät erleben?»

«Du, Anja», meint Tessy, als wir uns am nächsten Freitag nach dem Kurs treffen, «du glaubst gar nicht, worum es heute Abend ging. Passt richtig gut zu dem, was letzten Samstag im Schwimmbad los war. Tina, eine der beiden Kurs-Leiterinnen, hat ihren Freund mitgebracht. Mike, so heißt der Typ, ist voll cool – ein Skater. Sieht aus wie ein echter Profi.»

«Schon gut, ich weiß, dass dir sportliche Jungs gefallen. Sag mir lieber, was dieser Mike im Mädelskurs zu suchen hatte. Skate-

Unterricht stand ja wohl nicht auf dem Programm, und eine Freundin hat er schon.»

«Mensch, Anja, sei nicht albern! Mike hat uns erzählt, was bei den Jungs in der Pubertät abgeht, wie sie sich dabei fühlen und so. Jetzt kapier ich endlich, warum manche Jungen sich so bescheuert aufführen. War echt klasse, mal aus erster Hand zu erfahren, wie ein Junge diese Zeit erlebt!»

Tessy ist völlig überdreht, und ich kann es kaum erwarten, mehr zu erfahren.

«Hast wohl zwei, drei Energiedrinks zu viel gehabt», necke ich die beste aller Freundinnen. «Aber jetzt spann mich nicht so auf die Folter und erzähl endlich, was dieser ach so tolle Mike euch verraten hat.»

Doch Tessy muss erst mal dringend wohin.

«Ich komm gleich wieder – muss noch kurz aufs Klo. Aber du kannst ja schon mal im Ordner nachschauen.»

Kapitel 9:

Jungensachen: Was sich bei den Jungs verändert

Am Beginn der Pubertät steht meist, ähnlich wie bei den Mädels, ein starker Wachstumsschub. Arme und Beine wachsen zuerst in die Länge und dann zieht der restliche Körper nach – schlaksige Jungs eben. Doch langsam bilden sich die typisch männlichen Körperformen aus: mit breiteren Schultern und schmaleren Hüften. Die Stimme wird tiefer, im Chor wechseln die Kerle dann zu Tenor oder Bass. Bei diesem Übergang, der Stimmbruch genannt wird, kann es passieren, dass Jungs Mühe haben, den Ton richtig zu treffen, oder dass ihre Stimme sich ziemlich komisch anhört. Was mit ein Grund dafür ist, dass viele Jungen sich in dieser Phase lieber verdrücken, wenn's ums Singen geht.

Auch bei den Jungs ist jetzt Hormonpower angesagt: Wenn ihre Hoden zu wachsen beginnen, wird da drin nämlich volle Pulle das männliche Geschlechtshormon mit dem komplizierten Namen «Testosteron» hergestellt. Und das verwandelt den Körper des Jungen langsam in den eines jungen Mannes.

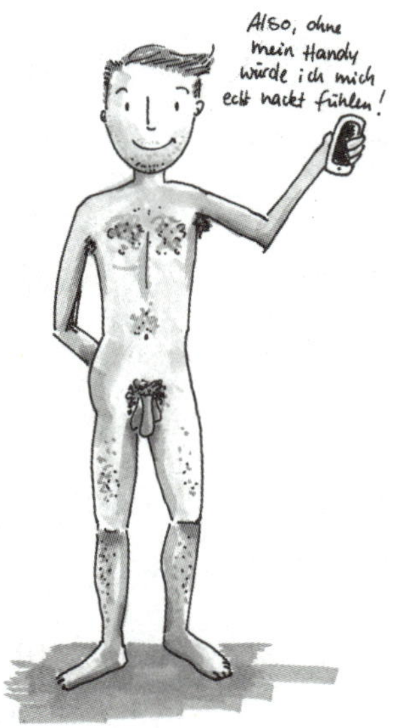

Da wachsen dann auch die äußeren und inneren Geschlechtsorgane wie Penis, Hodensack, Prostata und andere Drüsen, und langsam kräuselt sich die erste Schambehaarung.

Wie bei den Mädchen sprießen die Achselhaare, und später kommt bei den Jungs der Bartwuchs dazu, der oft mit einem anfangs kaum sichtbaren Oberlippenflaum beginnt.

Das Männlichkeitshormon Testosteron sorgt auch noch für einen weiteren Unterschied zwischen Mädchen und Jungen: Es wirkt muskelaufbauend, weshalb Jungs in der Regel kräftiger und muskulöser als Mädels sind.

Die Fruchtbarkeit von Jungen beginnt mit dem ersten Samenerguss. Das ist ein natürlicher Vorgang, bei dem viele Millionen winzig kleiner Spermien in der Samenflüssigkeit (auch «Sperma» genannt) durch den versteiften Penis des Jungen aus seinem Körper ausgestoßen werden.

Grund dafür ist unter anderem, dass in den Hoden Platz für neue Spermien geschaffen werden muss. Jede Sekunde werden da nämlich 500 bis 1000 Spermien gebildet. Was am Tag bis zu 90 Millionen ergibt. Die Spermienproduktion in den Hoden startet irgendwann zwischen elf und fünfzehn. Ab diesem Alter ist der Junge theoretisch auch schon in der Lage, ein Kind zu zeugen.

Einen steifen Penis (in der Fachsprache «Erektion» genannt) bekommen Jungs aber auch unabhängig davon, bereits ab dem Kleinkindalter, immer wieder mal. Nicht wenige Jungen wachen morgens mit einem steifen Penis auf, wenn sie dringend auf die Toilette müssen. Oder eine enge Sporthose reibt an der Eichel, dem vorderen Teil des Penis. Dass so was in gewissen Situationen ganz schön peinlich sein kann, versteht sich von selbst.

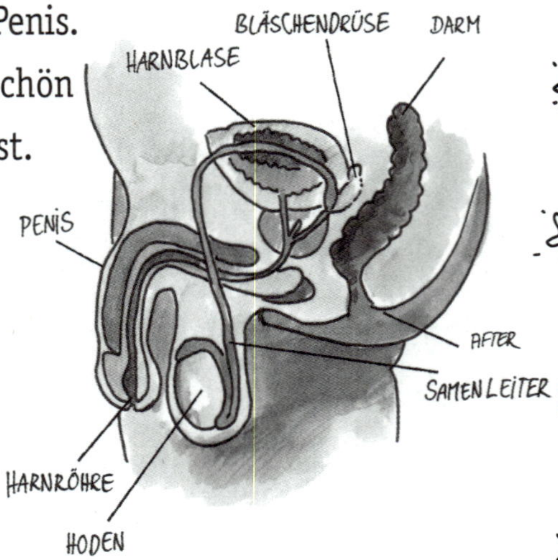

Tatsache ist, dass Jungen sich in der Pubertät oft sehr unsicher fühlen, dies aber nach außen hin nicht zeigen wollen. Cool-Sein steht bei ihnen in der Regel hoch im Kurs, weswegen sie sich den Mädchen gegenüber – die sie übrigens viel mehr interessieren als früher – manchmal richtig seltsam benehmen. Dazu kommen Stimmungsschwankungen (die gibt's nicht nur bei Mädels!), so dass die Umgebung es manchmal nicht leicht mit ihnen hat.

Die Pubertät setzt bei Jungen in der Regel 1–2 Jahre später ein als bei den Mädchen. Was mit ein Grund dafür ist, dass Mädels die gleichaltrigen Jungs in dieser Phase manchmal «kindisch» finden.

Doch die Jungen können ja nichts dafür, dass das Umbauprogramm bei ihnen in der Regel später startet. Wenn du all diese Fakten im Hinterkopf speicherst, kannst du das Benehmen von Jungs besser einordnen und ihnen bestimmt auch so einiges nachsehen.

Du selbst willst nicht von anderen fertiggemacht oder bloßgestellt werden; klar also, dass du dich auch den Jungs gegenüber fair und verständnisvoll verhältst.

«Puuh, das ist leichter gesagt als getan!», stöhne ich und schubse Strolch, der mir netterweise meine neue Jeans vollsabbert, etwas zur Seite.

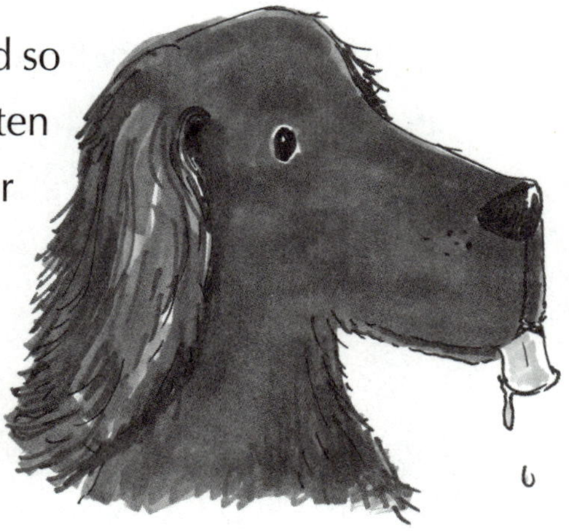

«Manche Jungs aus unserer Klasse sind so was von ätzend, dass ich mich am liebsten für den Schüleraustausch mit China oder Alaska melden würde.»

«Bloß nicht nach China, dort gibt's mehr Jungs als irgend sonst wo!», winkt Tessy ab. «Papa hat kürzlich erzählt, dass in China akuter Frauenmangel herrscht, weil die Regierung den Leuten nur ein Kind erlaubt hatte.»

«Ja, davon hab ich auch gehört. ‹Ein-Kind-Politik› nennt sich das Ding. Und weil viele Chinesen einen sogenannten ‹Stammhalter› haben wollten, wurden so viele Mädchen abgetrieben, dass heiratswillige Männer jetzt Probleme haben, eine Frau zu finden.»

«Das kommt davon», meint Tessy. «Arme Frauen! Die können ja nichts dafür, wenn sie ein Mädchen bekommen.»

«Womit du so was von recht hast!», bestätige ich.

«Ach, und übrigens, Anja: Lass dir bloß nicht erzählen, eine Abtreibung sei einfach ein harmloser kleiner Eingriff, so im Stil von ‹mal eben ein Problem lösen›. Die Marion vom Kurs begleitet Frauen, die Hilfe oder Beratung suchen, und hat uns erzählt, dass es vielen Frauen danach echt nicht gut geht. Manche leiden jahrelang darunter, oder die Sache kommt nach Jahren plötzlich hoch, und sie werden allein nicht fertig damit.»

«Kann ich mir vorstellen», sage ich nachdenklich, «ist ja schließlich ihr eigenes Kind gewesen. Und das will man doch eigentlich beschützen – so was geht irgendwie gegen den Mutterinstinkt ...»

«Hab ich mir so noch gar nicht überlegt», antwortet Tessy, «klingt aber logisch. Meine Schwester hat dazu auch mal ganz zufällig etwas mitbekommen. Ihre Vorgesetzte im Büro, wo sie die Ausbildung macht, blieb kommentarlos für einen Tag weg, und als sie zurückkam, sah sie ziemlich mitgenommen aus. In der Pause bekam Chrissy dann Fetzen eines Telefongesprächs mit. Ihre Chefin sagte so etwas wie ‹Hätte ich bloß nicht auf das gehört, was man mir eingeredet hat von wegen *ein behindertes Kind ist nur eine Last, das schaffst du nie, da ist dein Leben vorbei* ... Die haben ja keine Ahnung! Es hätte bestimmt einen Weg gegeben. Andere Eltern schaffen es doch auch!› Aber natürlich traute Chrissy sich nicht, sie darauf anzusprechen.»

«Logo. Obwohl es der Frau vielleicht gutgetan hätte, darüber reden zu können», sage ich.

«Mit einer Auszubildenden? Eher schwierig!», findet Tessy. «Aber ich könnte Chrissy mal einige Flyer von Marions Beratungsstelle mitgeben. Die haben in ihrem Geschäft nämlich eine ganze Wand voll mit Flyern für ihre Kunden.»

«Prima Idee», finde ich, «und klar ist einmal mehr auch, dass man sich niemals zu etwas drängen lassen soll, was man tief drinnen gar nicht will oder bei dem man eigentlich spürt, dass es nicht gut ist. Weißt du noch, wie schlecht es ausging, als wir an Silvester mit den anderen herumzogen, um Leute zu ärgern und mit Farbbeuteln herumzuschmieren? Als die Polizei kam, weil jemand uns angezeigt hatte, waren du, Finn, Vera und ich die Einzigen, die geschnappt wurden. Unsere feinen Freunde hatten sich alle dünn gemacht.»

«Ja, und wir vier durften dann Wände und Türen schrubben, bis uns fast die Finger abgefallen sind», stöhnt Tessy. «Ich hätt mich ohrfeigen können, dass ich so blöd gewesen bin, auf Lars und die anderen aus seiner Clique zu hören!»

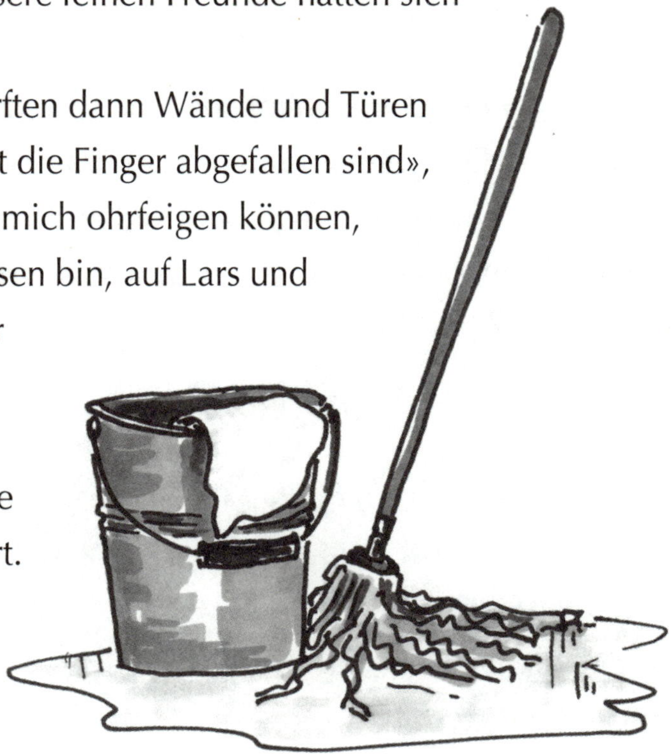

«Na ja», sage ich, «wir hätten eben gerne zu ihrer Gruppe gehört. Zumindest, bevor das passiert ist. Danach hatte ich absolut keinen Bock mehr darauf. Auf Freunde, die sich feige verdrücken, kann ich gut verzichten. Da lob ich mir Finn, Jan und die anderen aus ihrer Clique. Mit denen lässt sich echt was anfangen!»

«Stimmt», findet Tessy. «Lass uns doch heute etwas mit den Jungs unternehmen. Wir könnten sie anrufen und fragen, ob sie Zeit haben, mit uns kicken zu gehen. Deine Brüder sind bestimmt schon seit dem Frühstück auf dem Sportplatz und werden sich vor Freude nicht mehr einkriegen, wenn ihr Schwesterchen auch dort auftaucht!»

«Wo du recht hast, hast du recht», grinse ich und nehme Strolchs Leine vom Haken. «Lass uns den armen Hund mitnehmen. Der sollte dringend mal wieder an die frische Luft!»

Viel zu schnell geht das Wochenende vorbei, und eine Prüfung jagt die andere. Die Lehrer wollen uns vor Ende des Schuljahres wohl noch alles reindrücken, was wir bis dahin verpasst haben.

Am Freitagabend treffe ich mich wie gewohnt mit Tessy beim Jugendzentrum. «Schade, dass der Mädels-Kurs schon bald wieder vorbei ist», jammert meine Freundin, als wir uns zur Begrüßung umarmen.

«Rück lieber gleich mit dem raus, was ihr heute durchgenommen habt», bemerke ich gutgelaunt. «Heulen kannst du später noch, und überhaupt wandern die Mädels vom Kurs ja nicht auf einen fernen Planeten aus, wenn das Ganze vorbei ist. Wofür gibt es WhatsApp, SMS und Co.?»

«Du weißt genau, dass ich nicht zu den Leuten gehöre, die ständig online sind und in irgendwelchen Chats Unnötiges posten.»

«Türlich weiß ich das, deshalb mag ich dich ja so gerne!», grinse ich. «Ich hasse es, wenn Leute ständig mit ihren Smartphones beschäftigt sind und ich mir ihr Gelaber anhören muss, das mich absolut nicht interessiert. Spannend wäre hingegen, jetzt endlich was aus eurem Mädels-Kurs zu hören.»

«Immer mit der Ruhe, Anja! Komm, wir setzen uns dort auf die Bank. Ist ja noch herrlich warm, und wir sind früh dran.»

Kapitel 10:

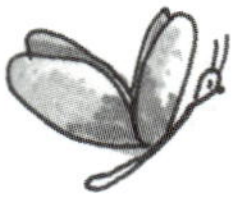

Schmetterlinge, Herzschmerz und Co.

Vielleicht ist es im Moment gar kein Thema für dich.

Doch es kann nicht schaden, darüber schon mal so einiges zu erfahren.

Wie «Schmetterlinge im Bauch» kann es sich anfühlen, wenn man verliebt ist. Das sind ganz schön starke Gefühle, und wenn sie erwidert werden, schwebt man auf «Wolke 7». Am liebsten würde Frau nur noch mit dem Traumprinzen zusammen sein, alles andere ist egal. So schön das ist, sollte man aber den Verstand nicht ganz ausschalten. Bei einer ernstgemeinten Freundschaft zwischen einem Mädchen und einem Jungen geht es ja um viel mehr als um ein gutes Gefühl. Und Gefühle können einen auch täuschen, weil man alles irgendwie durch eine «rosarote Brille» sieht.

Deshalb hier mal ein paar Fakten rund ums Verliebt-Sein:

Verliebtheit kommt und geht

Verliebtheit gleicht häufig einem Schmetterling, der von Blüte zu Blüte fliegt. Verliebtheit kommt und geht. Selbst glücklich verheirateten Leuten kann es passieren, dass sie jemanden treffen, der ihnen die Knie weich werden lässt und das bekannte Flattern im Bauch verursacht. Was an sich überhaupt kein Problem, sondern eine ganz normale Sache ist. Es gibt nun mal einfach Menschen, die uns anziehen und uns faszinieren, obwohl (oder gerade weil) wir sie vielleicht noch gar nicht näher kennen.

Verliebt-Sein ist kein Virus, dem wir hilflos ausgeliefert sind. Eine Verliebtheit, die man nicht nährt, geht in der Regel auch genauso schnell wieder vorbei, wie sie gekommen ist. Dass wir uns verlieben, bedeutet noch lange nicht, dass wir uns deswegen gleich in eine Beziehung stürzen müssen.

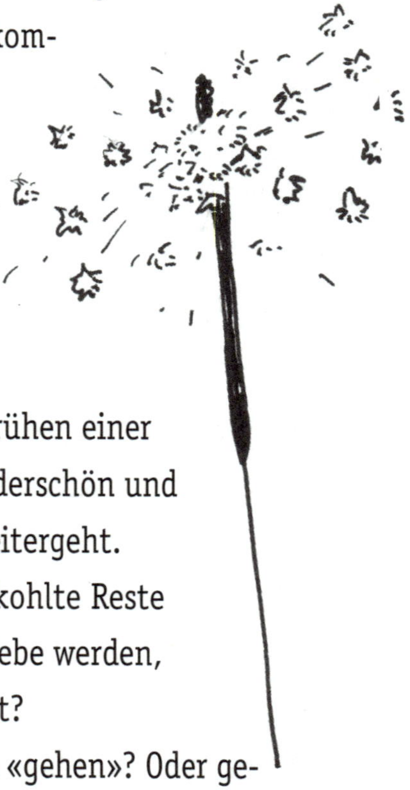

Verliebtheit ist wie eine Wunderkerze

Verliebtheit kann man mit dem Funkensprühen einer Wunderkerze vergleichen: prickelnd, wunderschön und faszinierend. Doch die Frage ist, wie es weitergeht. Bleiben nach einiger Zeit nur ein paar verkohlte Reste zurück? Oder kann und soll daraus eine Liebe werden, die dauerhaft leuchtet und Wärme schenkt?

Will ich überhaupt schon mit jemandem «gehen»? Oder genieße ich es, noch frei zu sein und «einfach so» mit Jungs zusammen Spaß zu haben oder in einer gemischten Gruppe etwas zu unternehmen?

Will ich verschiedene Jungen erst mal nur kennen lernen, ohne mich schon jetzt auf eine Person festzulegen?

Verliebtheit oder Liebe?

Klar ist, dass Liebe etwas ganz anderes ist als Verliebtheit. Liebe ist die Entscheidung, sich an einen anderen Menschen zu verschenken und für ihn da zu sein. Liebe sucht nicht den eigenen Vorteil, sondern das, was dem anderen guttut und weiterhilft. Was schon einiges an Bereitschaft und Reife erfordert.

Die folgenden Fragen können dir in einigen Jahren, wenn es bei dir vielleicht um eine dauerhafte Beziehung gehen wird, eine echte Hilfe sein:

Was fasziniert mich am anderen? Ist es nur sein Äußeres? Oder sein Charakter, wie er sich anderen gegenüber verhält?

Ist der junge Mann, in den ich mich verliebt habe, nicht nur attraktiv, sondern auch verlässlich?

Ist sein Verhalten mir gegenüber respektvoll?

Geht es ihm wirklich um mich oder nur um sich selbst?

Hält er auch zu mir, wenn es schwierig wird?

Wie ist seine Beziehung zu seinen Eltern und Geschwistern?

Mag er Kinder, möchte er später Familie haben oder eher nicht?

Was ist ihm wichtig, was für Überzeugungen vertritt er? Teile ich diese? Und: Kann ich mich in dieser Beziehung so geben, wie ich bin, oder zeigen wir einander nur unsere «Schokoladenseiten»?

«Mensch, Tessy – ich glaube, das trifft den Nagel so ziemlich auf den Kopf!»

«Wovon redest du? An wen denkst du denn jetzt gerade?», fragt die beste aller Freundinnen erstaunt.

«Na ja, eigentlich ist es echt traurig. Ich hab auf dem Weg hierher dein Schwesterherz vor eurem Haus stehen sehen. Sie wirkte irgendwie total fertig, und ich weiß auch, weshalb. Ben hat nämlich heute beim Abendessen erzählt, dass der Typ, für den sie sich immer so herausgeputzt hat, jetzt 'ne neue Flamme hat.»

«Was?!? Du meinst, der Affe hat Chrissy einfach sitzen lassen?! Deswegen also hab ich sie gestern Abend in ihrem Zimmer weinen gehört. Sie hat Herzschmerz!» Tessy mag nicht mehr ruhig auf der Bank sitzen, sondern tigert nervös im Hof des Jugendzentrums umher.

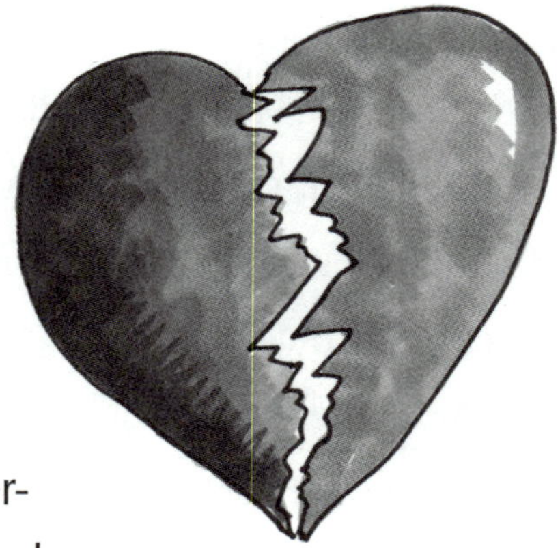

«Aber, unter uns gesagt, vielleicht ist es ja besser so. So, wie sie sich immer verhalten hat, wenn er dabei war. Ich glaub, das wär auf Dauer richtig anstrengend!», überlegt meine Freundin. «Trotzdem ist es eine Riesengemeinheit, was dieser Kerl mit Chrissy gemacht hat! Der hat sie doch einfach nur zum Angeben benutzt, und jetzt wechselt er sie gegen eine andere aus. So was von mies!» Tessy ist ziemlich geladen. Ungerechtigkeiten oder Gemeinheiten bringen sie immer voll auf die Palme.

«Finde ich auch fies», stimme ich ihr zu, «doch ganz unschuldig an der Sache ist Chrissy nun auch wieder nicht. Dein Pa hat ihr ja immer wieder gesagt, dass er es nicht gut findet, dass sie mit diesem Typen geht. Ich werde mir einen Jungen jedenfalls ziemlich genau anschauen, bevor ich mich je auf eine Beziehung einlasse.»

«Na, ihr Damen, wart ihr mal wieder bei eurem Geheimtreffen im Mädelskurs?», tönt da Jans helle Stimme vom Eingang her.

«Was sucht ihr denn hier?», kontert Tessy etwas scharf. «Spioniert ihr uns hinterher?»

«Nanu – wer wird denn gleich so grob sein», reagiert Finn und sieht ziemlich beleidigt aus. Zu Recht, finde ich. Schließlich können die beiden wirklich nichts für die Sache mit Chrissy.

«Wir waren bei der Vorbesprechung fürs Zeltlager», erklärt er. «Das wird echt toll. Sollen wir euch heimbegleiten, oder ist das für starke Mädels uncool? Vielleicht wollt ihr ja auch alleine am Haus von Kevin vorbei, damit ihr ihm nochmals zu seiner stylischen Bauchlandung vom vorletzten Wochenende gratulieren könnt», feixt er.

«Du hast sie wohl nicht mehr alle!», erwidert Tessy patzig und boxt Finn volle Kanne auf den Oberarm.

«Autsch, das sag ich meiner Mama!», droht dieser grinsend, als wir zusammen losgehen.

Echt entspannend und irgendwie natürlich, die beiden Jungs, überlege ich bei mir selbst, und schneller als erwartet kommen wir zu Hause an. Gut, dass Tessy wieder bei mir übernachtet. Ich will mir nämlich unbedingt noch anschauen, wie das mit der Liebe gemeint ist.

Kapitel 11:

Verliebtheit, Liebe und Sexualität

Dass Mädchen sich zu Jungen und Männer zu Frauen hingezogen fühlen (und umgekehrt), ist normal und klasse eingerichtet. Die Menschheit soll ja nicht aussterben! ... ☺ Doch wie bereits gesagt: Alles zu seiner Zeit.

Sex ist – auch wenn das in manchen Chats, Zeitschriften oder Filmen anders dargestellt wird – nicht teenagergeeignet.

«Sex haben» ist Erwachsenensache, weil damit Themen zusammenhängen, die für einen Teenager definitiv noch eine Schuhnummer zu groß sind. Gerne erzählen wir dir mehr dazu.

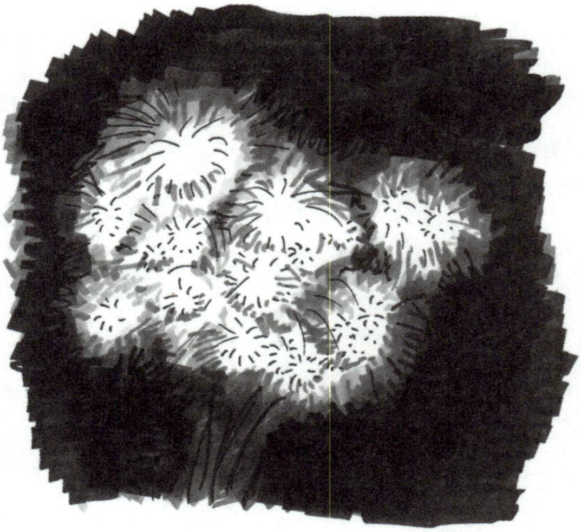

Sexualität ist wie ein Feuerwerk

Sexualität ist eine geniale Sache, wenn zwei Menschen dadurch ihre tiefe gegenseitige Liebe und Verbundenheit ausdrücken und feiern. «Gut, dass es *dich* gibt», sagen sie dann nicht nur mit Worten, sondern auch mit ihrem Körper.

Diese «Liebesvereinigung» ist wie ein Feuerwerk. Wenn sie zur richtigen Zeit und am richtigen Ort stattfindet, macht sie Freude und sorgt für echte «Wow-Effekte».

Am falschen Ort und zur falschen Zeit hingegen kann das schönste Feuerwerk Dinge zerstören oder Menschen verletzen. Nur Blödmänner entzünden ihre Raketen tagsüber, mitten in einem Raum drinnen oder bevor alles richtig vorbereitet ist. Das wäre ja einfach nur schade um all das Geniale, das drinsteckt.

«Miteinander schlafen» verbindet

Wenn Mann und Frau sich lieben, wollen sie sich ganz nah sein. Am allernächsten kommen sie sich beim Kuscheln, wenn sie «miteinander schlafen» («Geschlechtsverkehr» nennt man das in der Fachsprache). Dabei wird der steife Penis des Mannes von der Scheide der Frau aufgenommen, was so ähnlich ist, wie wenn die zwei letzten Teile eines wunderschönen Puzzles zusammengefügt werden.

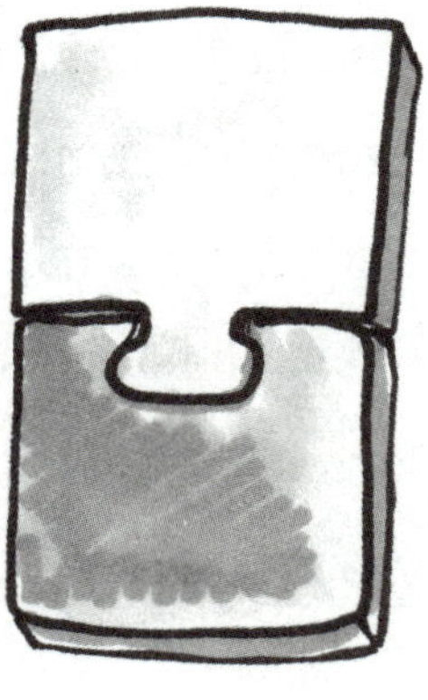

Aus zwei Menschen wird so gewissermaßen ein neues Ganzes. Was auch erklärt, weshalb eine Trennung dieser Einheit Schmerz auslöst und tiefe Wunden schlägt. Es geht beim Thema Sexualität niemals nur um den Körper, sondern immer auch um unser Herz, das Schutz braucht, weil es sehr verletzlich ist. Sexualität klebt wie Sekundenleim. Logisch also, dass Frau es sich reiflich überlegt, mit wem sie sich «zusammenkleben» lässt.

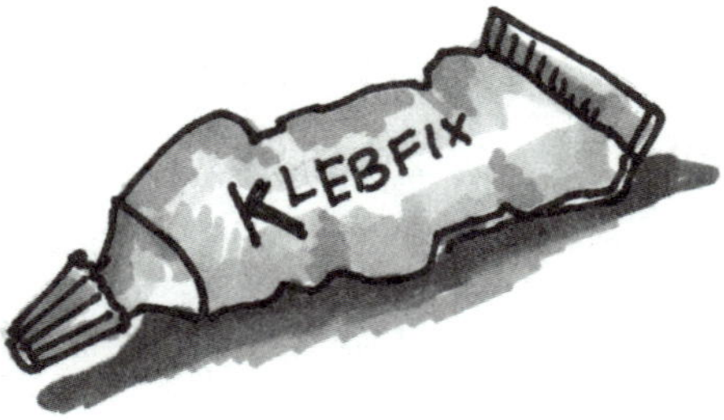

Sex macht schwanger

Man muss nicht besonders schlau sein, um zu wissen, dass beim «Miteinander-Schlafen» ein Kind entstehen kann. Sex macht schwanger. Dazu ist er – unter anderem – bestimmt. Egal, was dir vielleicht erzählt wird: Es gibt kein einziges Verhütungsmittel, das zu hundert Prozent garantieren kann, dass kein neuer kleiner Mensch gezeugt wird.

Die Sache ist doch eigentlich ganz klar: Wer Sex hat, muss auch bereit sein, die dazugehörige Verantwortung zu übernehmen. Und wer noch viel zu jung ist, um Mama oder Papa zu werden, ist logischerweise auch zu jung, um Sex zu haben.

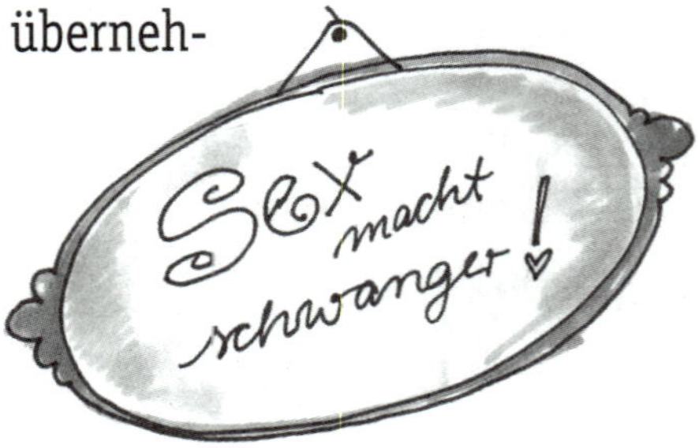

Zur richtigen Zeit und mit der richtigen Person

Wann und wo hat man die größtmögliche Sicherheit, dass man wirklich geliebt wird und dass der andere in einer Krise nicht einfach wegläuft?

Die meisten Menschen spüren tief in ihrem Herzen das Bedürfnis, für einen anderen einmalig und «nicht austauschbar» zu sein.

Wenn zwei Menschen heiraten, versprechen sie einander vor Zeugen, sich in guten und schlechten Tagen zu lieben und füreinander da zu sein. Und in der Regel freuen sie sich auch darauf, zusammen eine neue Familie zu gründen.

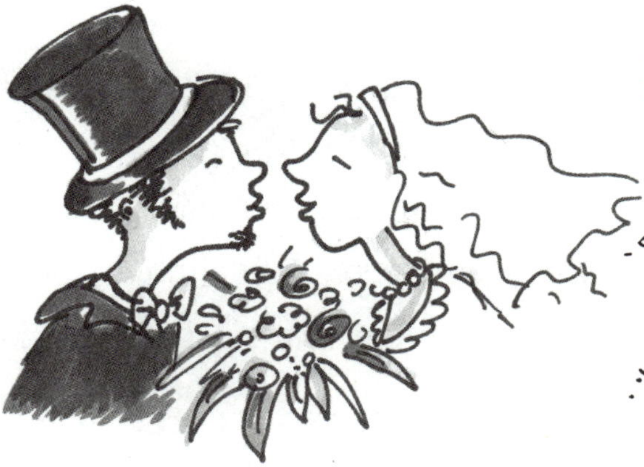

Das Feuerwerk Sexualität passt hier also genau zum Setting – zum richtigen Zeitpunkt und am richtigen Ort. Hier macht es echt Freude, drückt Liebe aus und kann so richtig zum Leuchten kommen.

Erfüllende Sexualität erfordert Reife

Um dieses große Ja zueinander zu sprechen, ist Reife erforderlich. Die Pubertät nennt man ja auch «Reifezeit»: In den kommenden Jahren kannst du dir also noch viel Zeit lassen, um eine eigenständige und reife Persönlichkeit zu werden. Genau dafür ist die Teenagerzeit gedacht.

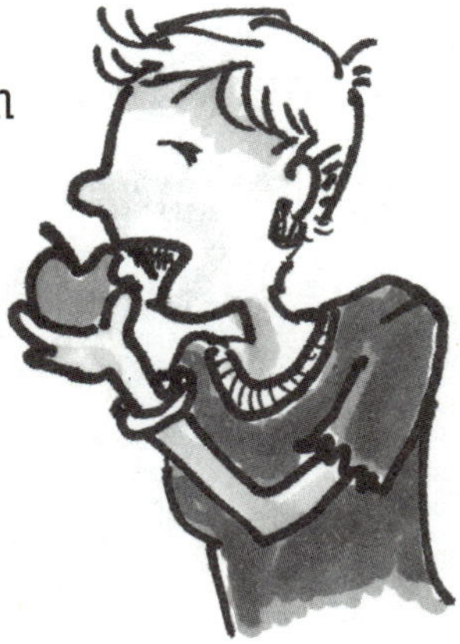

Logisch, dass man im Sommer nicht in einen unreifen grünen Apfel beißt. Da zieht's einem nämlich den Mund zusammen, so sauer ist er. Doch wenn man wartet, bis der Apfel im Herbst reif geworden ist und in leuchtendem Rot glänzt, schmeckt er voll lecker. So ähnlich ist es auch mit der Sexualität. Wer sie genießen will, muss warten können.

«Klingt ziemlich logisch! Wenn ich da an Sally und ihren Freund denke: Da war's vielleicht doch noch etwas früh.»

«Wenigstens bemüht sie sich, trotz Studium eine gute Mutter zu sein», findet Tessy. «Nur ihr Freund ist offenbar noch ziemlich grün hinter den Ohren.»

«Ja, Simona hat erzählt, dass Sally mit dem Typen wohl nicht mehr besonders glücklich ist. Es sei echt ein Fehler gewesen zusammenzuziehen, hat sie gemeint. Sie hätte zu viel weggegeben, obwohl sie ihren Freund noch gar nicht so richtig kannte. Und als ihr das bewusst geworden sei, hätte sie irgendwie nicht den Mut gehabt, sich wieder zu trennen. Und irgendwann sei sie dann eben schwanger geworden.»

«Ja – so was hat Marion uns im Kurs auch erklärt», erzählt Tessy. «Sie hatte eine ziemlich teure Handcreme dabei, und wir durften uns davon so viel nehmen, wie wir wollten – was wir uns natürlich nicht zweimal sagen ließen. Anschließend sagte sie plötzlich, wir müssten ihr das Zeugs zurückgeben, sie hätte gar nicht so viel weggeben wollen.»

«Fällt ihr etwas spät ein!», finde ich. «Das hätte sie sich eben vorher überlegen müssen.»

«War ja auch der Sinn der Sache, dass wir das kapieren», grinst Tessy. «Was du weggibst, kannst du nicht mehr zurückholen. Und Simona hat mir heute in der Pause erzählt, dass die Kursleiterin bei ihnen im Fortsetzungs-Kurs mal in einen Apfel gebissen und ihn dann zum Abbeißen weitergereicht hat.»

«Igitt, wie ist die denn drauf?!», frage ich angeekelt.

«Sie hat gesagt, so ähnlich fühle es sich an, wenn Mädels einen Typen nach dem anderen haben und mit jedem rumknutschen.»

«Gar nicht übel, der Vergleich. Ich glaube, ich hab's kapiert!», erkläre ich und verstaue Tessys Ordner wieder in ihrer Tasche.

«Nur gut, dass wir uns mit all diesen Dingen noch ganz schön viel Zeit lassen können!», murmelt meine beste Freundin, bevor sie sich – zusammen mit Plüschhund Fluffy – behaglich in die Bettdecke einkuschelt.

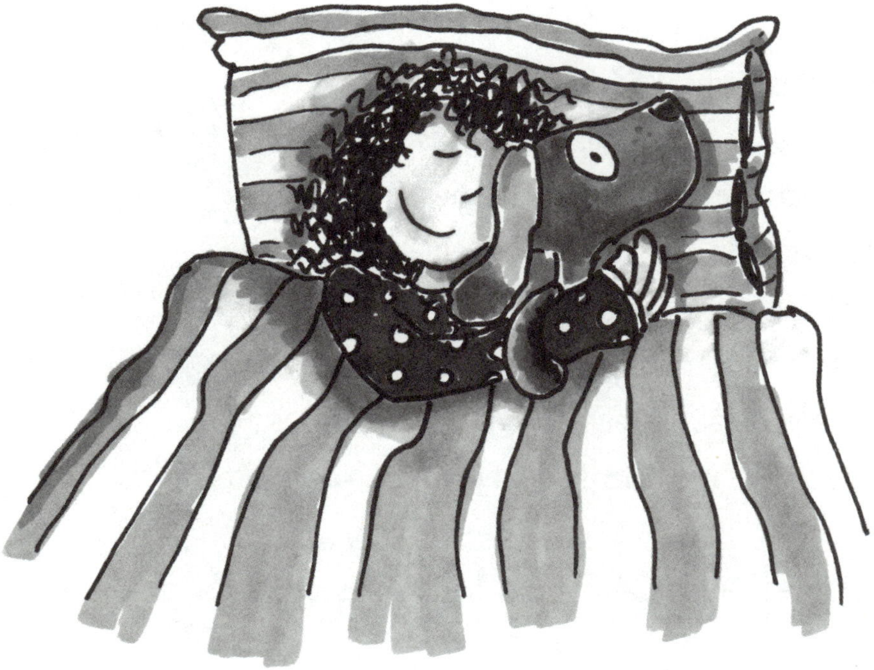

Kapitel 12:

Total wertvoll – pass auf Dich auf!

Du hast jetzt schon einiges darüber gehört, was im Körper während der Pubertät abgeht. Genial, wie alles aufeinander abgestimmt ist!

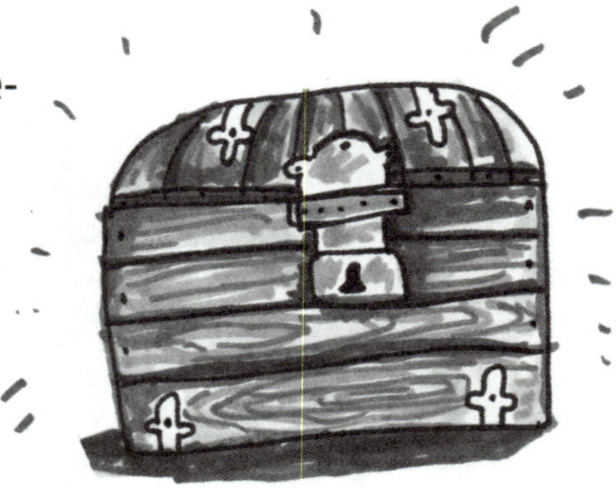

Eigentlich ist jedes Mädchen wie eine geheimnisvolle Schatztruhe, in der ganz viel Wunderbares steckt. Manche dieser Schätze wirst du erst mit der Zeit entdecken. Und einige davon brauchst du vorläufig noch gar nicht, sondern erst dann, wenn du als erwachsene Frau den Mann gefunden hast, mit dem du dein ganzes Leben teilen willst.

Die Fähigkeit, dich ganz – mit allem, was du bist – an einen anderen Menschen hinzugeben, ist etwas, das tief in deinem Inneren drin angelegt und gut geschützt ist. Wie ein wunderschöner Schmetterling, der noch in seiner Puppe steckt und auf den richtigen Zeitpunkt wartet, um seine Flügel zu entfalten. Wird er zu früh aus seiner Hülle gezerrt, kann er möglicherweise nicht richtig fliegen.

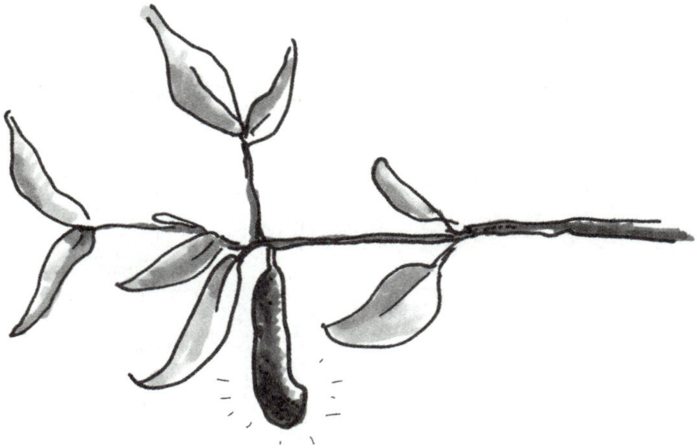

Genauso ist es mit Liebe, mit körperlicher Nähe und Sexualität. Sie entwickeln sich am allerbesten da, wo du dich sicher und geliebt weißt. Ihre Entfaltung erfordert Schutz, Sanftheit und Zeit. Ungeduld, Stress oder Angst stören diesen Prozess. Wenn du – auch was deine Sexualität angeht – unbeschwert abheben willst, solltest du auf den richtigen Zeitpunkt und die richtige Person warten.

Auf Schätze muss man aufpassen. Logisch, sonst werden sie geklaut. Oder aus Grobheit oder Unachtsamkeit kaputtgemacht. Deshalb hast nur du den Schlüssel zu deiner Schatztruhe. Pass gut darauf auf und lass nicht zu, dass andere auf deinen Schätzen herumtrampeln.

Bestimmt kennst du Mädchen, die ständig versuchen, den Jungs zu gefallen, und sich dabei auch einiges an Respektlosigkeit gefallen lassen.

Sie lassen es zu, dass ihre Schätze blöd kommentiert oder betatscht werden. Ziemlich schade, wenn du mich fragst!

Lass niemanden an deine Schätze ran, von dem du nicht sicher bist, dass er sie auch wirklich zu schätzen weiß und entsprechend respektvoll behandelt.

Ziehe klare Grenzen und schütze dich vor übergriffigem Verhalten. Keiner hat das Recht, anzügliche Sprüche über dich zu machen, dich einfach anzufassen oder an intimen Stellen zu berühren.

Und niemals (wirklich niemals!!!) ist es in Ordnung, wenn Erwachsene mit Kindern oder Teenagern herummachen oder Sex haben wollen. Such dir deshalb sofort die Hilfe einer erwachsenen Vertrauensperson, wenn du Übergriffe beobachtest oder selber etwas erlebst, das nicht okay ist. Es gibt einfach Dinge, die Kinder und Jugendliche noch nicht alleine regeln können.

Bestimmt kennst du Erwachsene, die vertrauenswürdig sind: deine Eltern oder eine Lehrerin, die Mutter einer Freundin, deine Patentante … Und falls du wirklich niemanden hast, mit dem du reden kannst, findest du hinten im Buch Internetlinks zu Stellen, die extra dazu da sind, Kindern und Jugendlichen in solchen Fällen zu helfen.

Lass nicht zu, dass diese Schätze gestohlen oder kaputtgemacht werden!

Total wertvoll – trag Sorge für Dich!

Jedes Mädchen besitzt so etwas wie eine «innere Alarmanlage», die zu blinken oder zu klingeln anfängt, wenn Gefahr droht. Achte unbedingt auf diese Signale und reagiere sofort, wenn du merkst, dass etwas nicht stimmt.

Die Abkürzung durch den Park macht dir Gänsehaut? Geh den längeren Weg außen herum!

Eine Person jagt dir Angst ein, obwohl du gar nicht sagen kannst, warum? Nimm dieses Gefühl ernst und geh auf Abstand – oder suche Schutz bei Menschen, denen du vertraust!

Ein Schulkamerad lädt dich zu einer Party ein, aber irgendwie fühlst du dich unbehaglich beim Gedanken, mitzugehen? Sag nein, achte auf deine Alarmanlage, egal, was die anderen denken.

Lass dich in keinem Fall dazu überreden oder zwingen, etwas zu tun, von dem du spürst, dass es gefährlich oder nicht in Ordnung ist. Die Konsequenzen tragen in der Regel nämlich nicht die anderen, sondern du. Es ist dein Leben, dein Körper, dein Herz. Trag Sorge für dich!

Sehr empfehlen würden wir dir in dem Zusammenhang, dass du gelegentlich mal einen Selbstverteidigungs-Kurs belegst. Dort lernst du noch mehr darüber, wie du Gefahren erkennen und in brenzligen Situationen richtig reagieren kannst.

Logisch ist auch, dass du deinem Körper nicht durch Rauchen, Kiffen oder Alkohol schadest. Hast du ja auch gar nicht nötig.

Kiffen und Alkohol (oder andere Drogen) stellen nicht nur ein Gesundheits-, sondern auch ein Sicherheitsrisiko dar, weil sie die Wahrnehmung und das Benehmen verändern. Wer benebelt ist, erkennt übergriffiges Verhalten oder gefährliche Situationen oft nicht rechtzeitig und kann deshalb auch nicht richtig reagieren.

Zudem steigen Aggressivität und Gewaltbereitschaft unter Alkoholeinfluss bei vielen Menschen massiv an. Es ist deshalb kein Zufall, dass viele Schlägereien, Unfälle und Übergriffe unter dem Einfluss von Alkohol und Drogen stattfinden. Was du konsumierst und wo du dich zu welcher Uhrzeit aufhältst, hat also durchaus Auswirkungen auf deine Sicherheit.

Klare Signale aussenden

Logisch ist, dass du – zumindest teilweise – einen Einfluss darauf hast, wie andere dich wahrnehmen. Du sendest Signale aus, auf die deine Umgebung antwortet. Das geschieht in vielen Fällen unbewusst, doch es ist klug, sich damit mal auseinanderzusetzen. Jeder von uns hat einen gewissen Einfluss darauf, wie andere auf ihn reagieren.

Ein Beispiel dazu: Wenn ich mit Goldketten behängt durch eine Gegend laufe, in der viel gestohlen wird, ist die Chance höher, dass ich beklaut werde.

Das entschuldigt den Dieb zwar absolut nicht, aber es zeugt meinerseits auch nicht gerade von Schlauheit. Achte deshalb darauf, dass die Signale, die du aussendest, mit dem übereinstimmen, was du auch wirklich möchtest.

Manche Mädchen laufen voll sexy rum und beklagen sich, dass sie angeglotzt werden. Oder sie flirten mit jedem und jammern dann, wenn einer der Jungs mit ihnen gehen möchte.

Das ist zum einen doof und zum anderen auch nicht wirklich fair, wenn du mich fragst!

Was du dazu unbedingt wissen musst: Jungen und Männer reagieren in der Regel viel stärker als Mädchen oder Frauen auf das Visuelle, also auf das, was man mit den Augen sehen kann. Ein tiefer Ausschnitt, ein kurzer Rock oder total körperbetonte Kleidung zieht ihre Aufmerksamkeit an. Was ja – am richtigen Ort – auch große Klasse ist und seinen Sinn hat. Männer können sich nämlich so richtig toll am Körper ihrer Partnerin freuen und ihre Schönheit bewundern und genießen.

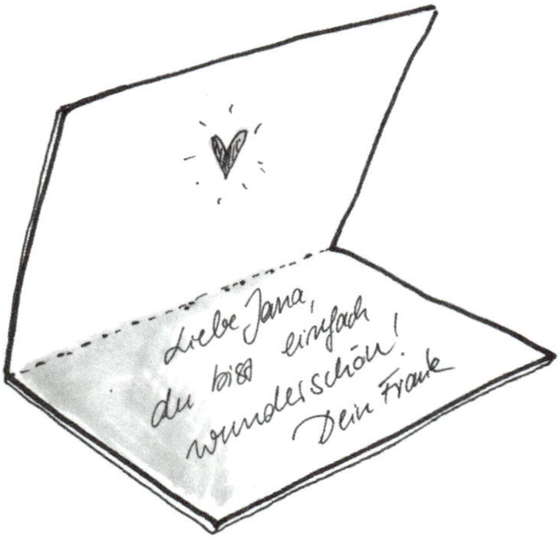

Doch zurück zu unserem Thema: Klar ist nun mal, dass du mit deinem Outfit mitbestimmst, wovon die Blicke der Jungs angezogen werden. Und natürlich macht es auch Sinn, sich mal zu überlegen, welche Klamotten zu welchem Anlass oder zu welcher Situation passen.

«Das hat echt was», meint Tessy, «wenn ich da beispielsweise an Carla oder Samantha denke. Die sind immer so sexy angezogen und hängen mal mit dem einen, mal mit dem anderen Typen rum.»

«Ja, und hinter ihrem Rücken ziehen die Jungs über sie her und beschimpfen sie als Schlampen. Vermutlich hat denen noch nie jemand erzählt, dass sie auf ihre Schätze aufpassen sollten. Zu schade, dass nicht alle Mütter so schlau sind, ihren Töchtern diesen Kurs aufzubrummen ...»

«Tja, das lässt sich nicht ändern», grinst Tessy und schnappt sich einen Riegel Schokolade vom Nachttisch. «Gut, dass du eine beste Freundin hast, die ihre neu erworbene Schlauheit mit dir teilt!»

Sexting

Kann sein, dass du diesen Begriff schon mal gehört hast. Von Sexting redet man, wenn Leute eigene Fotos, die nackte Körperteile zeigen, ins Internet stellen oder damit sonst wie in die Öffentlichkeit gehen. Was nicht nur daneben, sondern auch ziemlich gefährlich ist, weil man nicht wissen kann, wozu diese Bilder von anderen benutzt werden.

Achte deshalb unbedingt darauf, niemals Bilder oder Daten, die sehr persönlich sind, auf irgendeine Weise öffentlich zu machen. Je weniger Infos man via Internet über dich kriegen kann, desto besser. Wenn du einer Freundin etwas Persönliches erzählen oder zeigen willst, dann triff dich persönlich und in einem geschützten Rahmen mit ihr. Was mal im Netz ist, kriegst du nämlich nie mehr wirklich raus, und was privat ist, sollte auch unbedingt privat bleiben.

Es ist echt traurig, dass immer mehr Menschen gar nicht merken, dass sie sich billig machen, wenn sie Dinge von sich preisgeben, die andere nichts angehen.

Pornografie

Wenn von Pornografie gesprochen wird, geht es darum, dass Sexualität auf eine Art gezeigt wird, die nichts mit respektvoller und von Liebe geprägter Zweisamkeit zu tun hat. Im Gegenteil: Menschen werden benutzt und in vielen Fällen auch ausgebeutet, weil die Produzenten mit Pornografie viel Geld verdienen können.

Frauen, die bei solchen Filmen mitarbeiten, tun dies häufig nicht freiwillig, sondern aus einer Notlage heraus. Viele von ihnen sind Opfer von

Menschenhandel und werden in diesem «Geschäft» wie Sklaven behandelt, ausgenutzt und misshandelt.

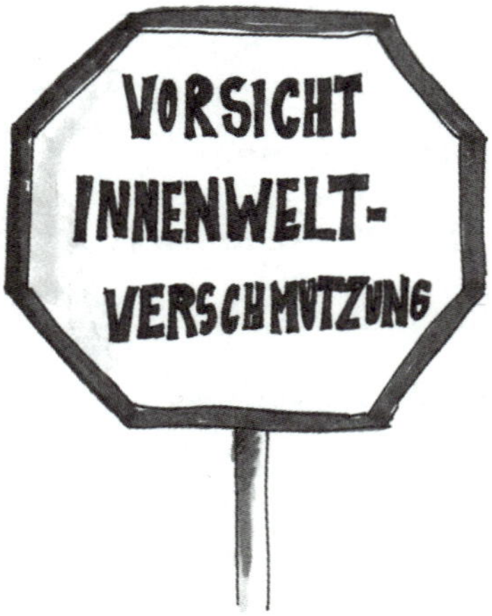

Logisch also, dass du mit solchen Darstellungen nichts zu tun haben willst. Wozu auch? Was in diesen Filmen gezeigt wird, entspricht eh nicht der Realität, sondern entstammt teilweise echt kranken Köpfen. Es werden Dinge gefilmt, die entwürdigend, destruktiv und menschenverachtend sind. Pornografie besetzt die Innenwelt mit Bildern, die der Entwicklung einer gesunden und von Liebe geprägten Sexualität schaden.

Schau nicht hin, wenn solche Dinge gezeigt werden, und lösche verdächtige Nachrichten auf dem Display, ohne sie zu öffnen. Und was total wichtig ist: Hol dir die Hilfe von Erwachsenen, wenn du komisches Zeugs zugeschickt bekommst oder beobachtest, dass unter Schülern pornografisches Material weitergereicht wird. Das ist nämlich nicht nur schädlich, sondern auch verboten.

«Gut, dass ich große Brüder habe, die in Sachen Internet und Co. echt den Durchblick haben. Der Filter, den Ben mir installiert hat, lässt solch mieses Zeugs gar nicht erst durch. Echt schlimm, dass manche Leute sich ihre Kohle damit verdienen, andere kaputtzumachen.»

«Scheint aber zu funktionieren», ärgert sich Tessy. «Leider. Wenn niemand sich das Zeugs anschauen würde, wäre die Sache nämlich gar kein Thema, über das man Teenager informieren muss.»

«Wo du recht hast, hast du recht!», stimme ich ihr zu. «Mich werden sie jedenfalls nicht zur Kundschaft zählen dürfen. Ich hab nicht vor, mir solches Zeugs anzugucken. Schließlich bin ich dafür verantwortlich, dass meine Innenwelt möglichst wenig Dreck abbekommt.»

«Krass, du hast ja richtig gut aufgepasst!», grinst Tessy und schubst mich von der Bettkante runter auf den Teppich. «Jetzt aber nix wie los und in die Küche geflitzt. Oder hast du schon vergessen, dass wir versprochen haben, zum Abendbrot für deine ganze Familie Pfannkuchen auf den Tisch zu zaubern? Bei den Mengen, die Noah und Ben verdrücken, sollten wir uns lieber sputen.»

«Hat bestimmt auch mit der Pubertät zu tun, dass Brüder ständig Hunger haben», brumme ich auf dem Weg in die Küche. «Hat dieser Mike im Kurs darüber nix gesagt?»

«Dazu sind wir leider nicht mehr gekommen», erklärt Tessy, «aber wer weiß, vielleicht ist er nächstes Mal wieder dabei und ich kann ihn fragen.»

Doch daraus wird nichts, wie Tessy am darauffolgenden Freitag feststellt. Mike ist weit und breit nicht zu sehen, und es geht beim Mädels-Abend überhaupt nicht um große Brüder. Sondern darum, was Mädchen stark und fürs Leben fit macht.

Kapitel 13:

Was Mädchen stark macht

Starke Familienbande

Darüber haben wir in Kapitel 2 schon mal kurz gesprochen: Es gibt wohl kaum etwas, das für dein Leben so wichtig ist wie die Beziehung zu deinen Eltern und Geschwistern. Eine Familie, die durch gute und schlechte Zeiten hindurch zusammenhält, ist wie ein sicherer Hafen, und deine Eltern sind – gerade auch in den Herausforderungen, die in der Pubertät auf dich zukommen – total wichtig.

Es gibt in aller Regel niemanden, der dich so gut kennt und so sehr liebt wie sie.

Schenke deinen Eltern Vertrauen und schütze die Beziehung zu ihnen, indem du dich ihnen gegenüber ebenfalls ehrlich und vertrauenswürdig zeigst. Aber natürlich ist es klar, dass es auch in der besten Familie nicht immer gut oder harmonisch läuft.

Weil du Schritt für Schritt selbständiger und reifer wirst, müssen deine Eltern – in dem Maß, wie du fähig bist, eigenverantwortlich zu handeln – das Loslassen lernen.

Was ihnen im Herzen ganz schön weh tun kann, weil Mütter und Väter ihre Kinder gerne vor Schaden beschützen möchten. (Was teilweise ja auch durchaus noch nötig ist! ... ☺)

Lass dir von deinen Eltern etwas sagen und nimm ihre Meinung ernst. Sie haben definitiv mehr Lebenserfahrung als du und können dir wertvolle Hinweise geben. Und überhaupt sind Eltern grundsätzlich bis zu deiner Volljährigkeit für dich verantwortlich. Logisch also, dass du nicht immer nur tun und lassen kannst, was du gerade willst.

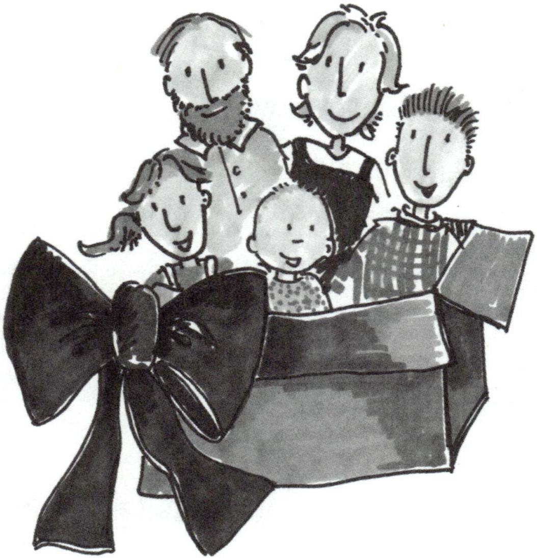

In der Pubertät spielen die Gefühle manchmal verrückt. Was auch bedeutet, dass es mal laut werden oder richtig Zoff geben kann. Wichtig ist dabei, dass Konflikte wieder bereinigt werden. Bitte um Verzeihung, wenn du etwas falsch gemacht hast, und verzeihe deinen Eltern oder Geschwistern, wenn sie dir gegenüber schuldig geworden sind. Das macht Beziehungen wieder heil und tragfähig.

Starke Familienbande? Ein echtes Powerpaket!

Starkes Umfeld

Kaum etwas prägt uns so stark wie die Menschen, mit denen wir uns umgeben.

Ist doch logisch: Wenn du Freundinnen hast, die nur herumhängen, statt für die Schule zu lernen, wird dir das Lernen schwerer fallen, als wenn du mit Leuten zusammen bist, die Ziele haben und bereit sind, sich dafür auch mal tüchtig anzustrengen. Schlechte Gewohnheiten sind (leider!) ansteckend. Gute Gewohnheiten zum Glück auch! Zu was für einer Frau du dich entwickeln wirst, ist nicht einfach Zufall, sondern auch die Folge der Entscheidungen, die du jeden Tag triffst. Es ist matchentscheidend, mit welchen Leuten du deine Zeit verbringst. Such dir Freunde, die positive Werte vertreten und mit ihrer Zeit etwas Sinnvolles anfangen.

Starke Freizeitbeschäftigungen

Gute Freunde findet man oft dadurch, dass man seine Zeit an «guten» Orten verbringt. Engagiere dich mit anderen zusammen für Menschen in Not, arbeite aktiv in einem Verein mit und such dir einen Teenagerclub oder eine Pfadfinderinnengruppe, wo du gute Inputs bekommst und mit anderen über all das sprechen kannst, was dich beschäftigt. Melde dich zum Babysitten, nimm an coolen Freizeiten teil, sing in einem fetzigen Chor mit oder geh einmal die Woche ins Unihockey- oder Volleyballtraining. Lass dich von Leuten prägen, die dir guttun und dich motivieren, dein Leben fröhlich und mutig anzupacken.

Starke Einflüsse

Wir werden beeinflusst. Das Einzige, was wir mitbestimmen können, sind die Dinge, von denen wir uns beeinflussen lassen. Jede Zeitschrift, jedes YouTube-Filmchen, jedes Lied, das du dir anhörst, jede Message, die du auf dem Smartphone anschaust, vermittelt Botschaften und Werte. Positive oder negative. Der Umgang mit Medien spielt heute eine entscheidende Rolle dabei, wie unser Innenleben geprägt wird. Das Denken oder die Seele lässt sich mit einer Computer-Festplatte vergleichen. Was gespeichert ist, bleibt drin und hinterlässt Spuren in deinem Herzen. Ob du das wahrnimmst oder nicht.

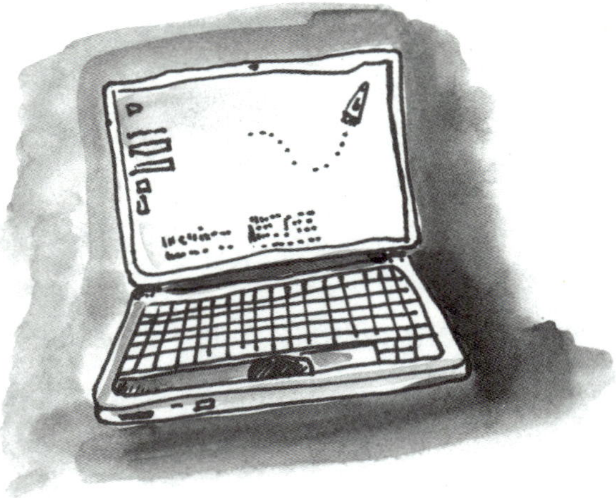

Lass nicht zu, dass deine Innenwelt durch schlechte Inhalte verschmutzt wird.

Achte – gerade auch in Bezug auf die wichtigen Themen Liebe, Beziehungen und Sexualität – darauf, was du dir anguckst oder anhörst, denn zu kaum einem anderen Thema wird so viel Schrott und teilweise echt Zerstörerisches produziert.

Schütze dich davor, indem du mit Hilfe deiner Eltern Schutzfilter auf deinen Geräten installierst (Hinweise dazu findest du hinten im Buch), und achte darauf, nicht wahllos im Internet irgendwelche Seiten aufzurufen.

Es gibt im Netz eine Menge total kranker Inhalte und Bilder, die mit einer Sexualität, die von Liebe bestimmt wird, absolut nichts zu tun haben. Der Mensch ist da einfach nur ein Objekt, das benutzt wird, keine einzigartige und wertvolle Person.

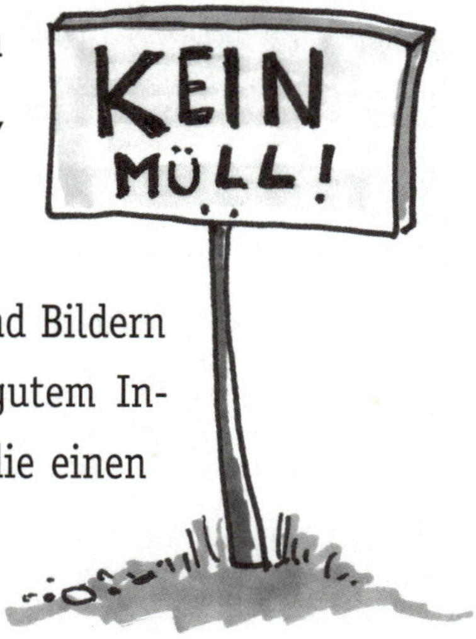

Lass dich bewusst von positiven Inhalten und Bildern beeinflussen. Abonniere Zeitschriften mit gutem Inhalt und lies Bücher oder schau Filme an, die einen liebevollen und wertschätzenden Umgang mit anderen zeigen. Du bist viel zu wertvoll, um dich von destruktivem Zeugs zumüllen zu lassen!

«Sag ich ja schon lange, dass man sich nicht all den Quatsch reinziehen sollte, der via Internet rumgeschickt wird», erkläre ich wichtigtuerisch und kraule Strolch, der es sich zu meinen Füßen bequem gemacht hat, den Kopf.

«Tja, siehste, du kannst froh sein, dass du mich zur Freundin hast. Ich hab mit meinem alten Handy noch nicht mal Internetanschluss und kann mir deshalb all das Zeugs gar nicht runterladen», grinst Tessy und blättert im Kursheft nach hinten.

«Doch es ging heute Abend nicht nur um all diesen Schrott, sondern auch um Persönliches. Was Tina von sich erzählt hat, ging uns allen echt unter die Haut. Sie hat nämlich keine Family wie du oder ich. Ihren Vater kennt sie nur von Fotos. Er verließ die Familie, als Tina und ihr jüngerer Bruder noch ganz klein waren, und interessiert sich bis heute kein bisschen dafür, wie es seinen Kindern geht. Was Tina immer wieder mal ganz schön weh tut.»

«Kann ich verstehen», murmle ich leise, «wenn der eigene Vater sich nicht für dich interessiert, gibt dir das doch irgendwie das Gefühl, wertlos oder nicht wichtig genug zu sein. Ich krieg ja manchmal schon die Krise, wenn Papa auf Geschäftsreise ist und abends keine Zeit hat, um mich kurz anzurufen und mir gute Nacht zu sagen.»

«Eben. Doch von Tina hätte ich so was überhaupt nicht erwartet. Sie hat eine krass positive Ausstrahlung und wirkt rundum zufrieden und happy. Was aber längst nicht immer so war, wie sie erzählte. Als sie etwa in unserem Alter war, ging es ihr echt mies. Weil ihre Mutter Vollzeit arbeiten gehen musste, war sie meist allein zu Hause und musste dabei auch noch die Verantwortung für ihren Bruder übernehmen. Was sie ziemlich gestresst und überfordert hat.»

«Logisch, hätte es mich bestimmt auch. Ich finde es ja manchmal schon schwierig, wenn ich nur mal kurz auf die beiden Kids meiner lieben Tante aufpasse. Finde ich stark, dass ihr im Kurs auch über solche Dinge redet.»

«Finde ich auch; oft denkt man ja, man ist die Einzige, die ab und zu Probleme oder Stress mit der Familie hat. Tut gut zu hören, dass man trotz mieser Umstände glücklich werden kann.»

«Na ja, so schlimm bist du ja nun auch wieder nicht dran», necke ich Tessy, klappe mein Kursheft zu und ziehe mir die Decke bis zum Kinn hoch.

«Und jetzt schlaf gut. Morgen steigt das Stadtfest, und Papa plant irgendwas, das ich nicht wissen soll. Zumindest hat er in letzter Zeit immer wieder mal mit Mama getuschelt und dabei bedeutungsvoll in meine Richtung geguckt. Was ein sicheres Zeichen dafür ist, dass etwas ‹im Busch› ist. Und übrigens: Was denkst du, wollen wir mit Jan und Finn zum Jahrmarkt gehen? Die beiden sind immer so witzig drauf, dass alles gleich noch mehr Spaß macht.»

«Türlich», findet Tessy, «Papa lässt mich eh nicht ohne Bodyguard zum Stadtfest.»

«Womit er völlig recht hat», grinse ich. «Schließlich gibt's dich nur einmal, und Väter sind dafür da, auf ihre Töchter aufzupassen. Und jetzt gute Nacht. Ich will morgen fit und ausgeruht sein!»

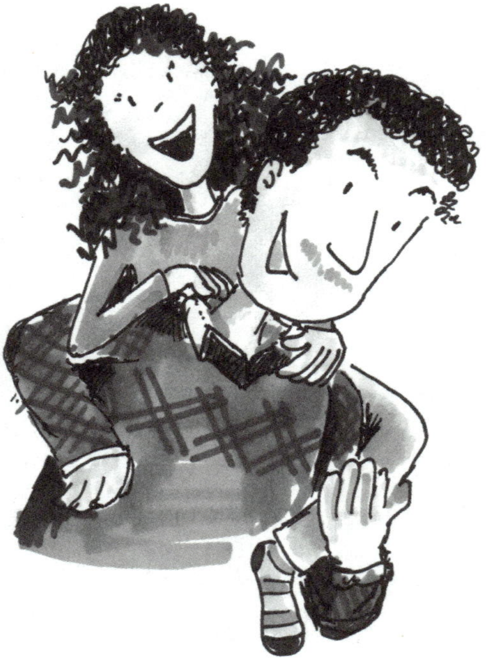

Als ich am nächsten Morgen von Tellergeklapper und lautem Gelächter geweckt werde, ist Tessys Bett leer.

«Wird auch Zeit, dass du aus den Federn kriechst», begrüßt mich die beste aller Freundinnen, als ich in die Küche komme, und hüpft dabei auf und ab wie ein überdrehtes Huhn. «Finn war schon mal kurz da, und wir haben verabredet, dass wir gleich nach dem Mittagessen losziehen, um erst mal gemütlich über den Jahrmarkt zu bummeln.»

«Passt», murmle ich, während ich mir notdürftig die Haare zurechtzupfe.

«Und übrigens», erzählt Tessy weiter, «dein Papa hat uns eingeladen, heute Abend um sieben mit ihm und meinem Pa auf Abenteuerjagd zu gehen. Was auch immer das heißen mag.»

«Nun», erkläre ich, «erst mal heißt das, dass es genial werden wird, und zweitens, dass Pa bezahlt. Was – zumindest für meinen Geldbeutel – ganz schön prima ist.»

Das Stadtfest ist ein voller Erfolg, und wir bummeln mit den Jungs durch die Marktstände, bis uns fast die Füße abfallen. Punkt 19 Uhr treffen wir uns mit Papa und Tessys Vater bei den Schießbuden. Und weil Finn und Jan nichts anderes vorhaben, gehen sie mit, als mein Papa zielstrebig auf die neue Achterbahn zusteuert.

«Falls ihr euch traut, bezahle ich euch eine Fahrt mit dem Ding», neckt er die Jungs und löst sechs Eintrittskarten. «Eine Spucktüte hab ich dabei, falls es euch unterwegs schlecht werden sollte.»

«Von wegen!», blufft Finn und setzt sich mit Jan auf die hinterste Bank. Tessy und ihr Pa setzen sich vorne hin, und ich quetsche mich neben Papa auf den Mittelsitz. Als die Fahrt losgeht, bin ich ganz schön happy, dass er mir den Arm um die Schultern legt und mich fest an sich drückt. So geheuer ist mir die Sache nämlich nicht, und auch die Jungs sind plötzlich ganz schön blass und ziemlich grün um die Nase herum.

Aber natürlich spielen sie die großen Helden. Finn winkt Samantha und Kevin, die gerade Hand in Hand vorbeischlendern und sich dabei schmachtende Blicke zuwerfen, übertrieben galant zu, und Jan erklärt den Jungs im Wagen hinter uns, dass die Sache total harmlos ist. Wir werden ja sehen! …

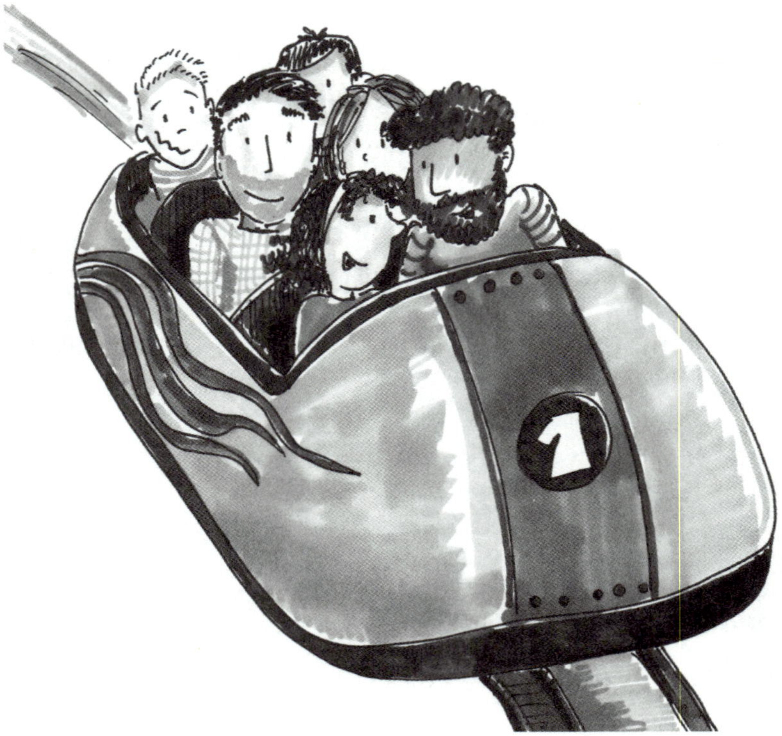

Als wir durchgeschüttelt und mit zerzausten Haaren unten ankommen, meint Tessys Pa anerkennend: «Das hat ganz schön Spaß gemacht, Mädels. Ihr seid echt klasse, und ich freu mich auf das, was wir in den nächsten Jahren zusammen mit euch Powergirls erleben werden.»

«Stimmt genau», ergänzt mein Papa und wischt sich verlegen über die Augen, «wir sind nämlich ganz schön stolz darauf, eure Väter zu sein!»

«Wie rührend», flüstert Finn Jan ins Ohr, und beide Jungs grinsen so breit, dass sie aussehen wie fette Frösche auf einem Seerosenblatt.

«Genial, was wir in letzter Zeit alles erlebt haben. Und echt schade, dass dein Mädels-Kurs schon vorbei ist. Von mir aus könnte es noch ewig so weitergehen», erkläre ich, als wir hinter den Männern her Richtung Grillbude schlendern.

«Wo du recht hast, hast du recht», meint die beste aller Freundinnen und hängt sich bei mir ein, «aber nächstes Jahr gibt's ja den Fortsetzungskurs, und da gehen wir zusammen hin. Die Sache mit dem Erwachsenwerden ist gar nicht so übel, wie ich bisher gedacht habe!»

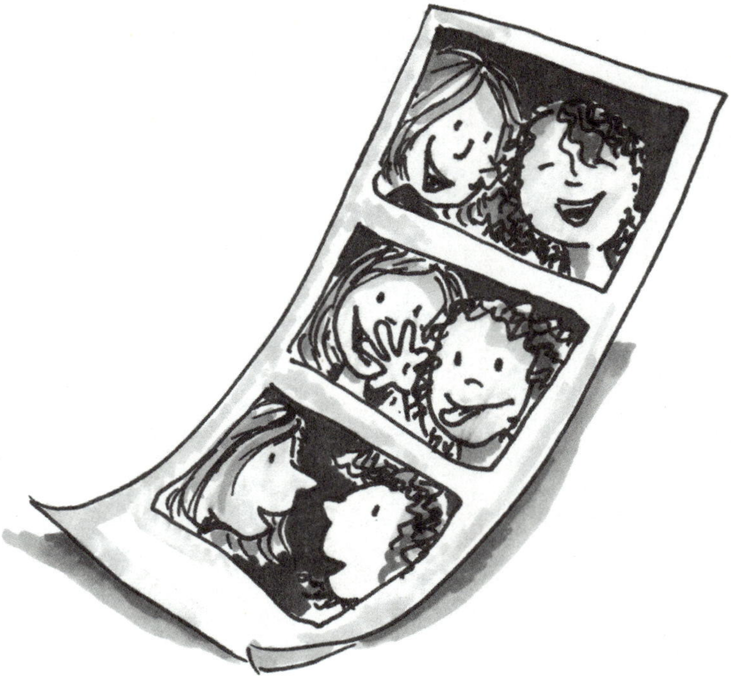

«Nicht, wenn man solch gute Freunde hat und jede Menge klasse Infos dazu kriegt», stimme ich zu und freue mich auf die Abenteuer, die nach den Sommerferien auf uns warten.

Anhang

Kursangebote zum Thema Pubertät und Erwachsenwerden in Deutschland, der Schweiz und Österreich

Falls du Lust hast, noch mehr über Pubertät und Erwachsenwerden zu erfahren und dich mit anderen Gleichaltrigen auszutauschen, empfehlen wir dir, dich bei den untenstehenden Kursanbietern zu informieren.

TeenSTAR Deutschland – Teenagerkurse
www.teen-star.de

TeenSTAR Österreich – Teenagerkurse
www.teenstar.at

TeenSTAR Schweiz – Teenagerkurse
www.teenstar.ch

Angebot für 10- bis 12-jährige Mädchen:
MFM-Mädchenworkshop «Die Zyklusshow»
www.mfm-projekt.eu

Die Autoren dieses Buches kontaktieren

Falls Du uns gerne eine Rückmeldung zum Buch oder eine Frage zusenden möchtest, erreichst Du uns unter coolschooledition@gmail.com

Wir freuen uns auf Deine Nachricht!
Regula Lehmann und Pascal Gläser

Weiterführende Literatur

Sex&Sieben – Informationsbroschüre für Jugendliche ab 14 Jahren
Bestelladresse: www.6und7.net

Sich im Internet vor Müll schützen

Kinder-, Jugend- und Erwachsenenschutz im Internet

www.safersurfing.eu
E-Mail: safer@safersurfing.eu
Telefon: +43 (0)2236 360690 (Nr. in Österreich)

Probleme im Umgang mit dem Internet?

return Fachstelle Mediensucht
www.return-mediensucht.de
E-Mail: return@dw-kt.de
Telefon: +49 (0)511 95 49 8–30 (Nr. in Deutschland)
Sprechzeiten donnerstags von 10.00 bis 12.00 Uhr

Wichtige Adressen, wenn du für dich selber oder für andere Hilfe suchst

Angebote in Deutschland

■ Sorgentelefon (für alle Themen) ■

TelefonSeelsorge der katholischen und evangelischen Kirche

Chat- und Mailberatung: www.telefonseelsorge.de

Gratisnummer: 0800 111 0 111 oder 0800 111 0 222

■ Hilfe bei Übergriffen oder Missbrauch ■

N.I.N.A. Nationale Infoline, Netzwerk und Anlaufstelle zu sexueller Gewalt an Mädchen und Jungen

www.nina-info.de

Kontakt und Beratung: www.save-me-online.de

Hilfetelefon Sexueller Missbrauch: 0800 22 55 530 (Gratisnummer)

■ Beratung und Unterstützung für ungewollt Schwangere ■

VitaL – Es gibt Alternativen!

www.vita-l.de

E-Mail: kontakt@vita-l.de

Gratistelefon rund um die Uhr: 0800 36 999 63

Angebote in Österreich

■ Sorgentelefon (für alle Themen) ■

Telefonseelsorge

www.telefonseelsorge.at

Gratis-Notrufnummer: 142

Rat auf Draht:

www.rataufdraht.at

Online-Beratung: www.rataufdraht.at/online-beratung

Gratis-Notrufnummer: 147

Kindernotruf – Verein Lichtblick

www.verein-lichtblick.at

E-Mail: kindernotruf@kindernotruf.at

Gratis-Notrufnummer: 0800 567 567

■ Beratung und Unterstützung für Schwangere ■

«Es gibt Alternativen»

www.es-gibt-alternativen.at

E-Mail: beratung@es-gibt-alternativen.at

Telefon: 0810 81 82 83 (Ortstarif)

■ Hilfe und Informationen bei Gewalt und Mobbing ■

GEWALT IST NIE OK!

www.gewalt-ist-nie-ok.at

Kindernotruf: 0800 567 567

Opfernotruf: 0800 112 112

Rat auf Draht: 147

Angebote in der Schweiz

■ Sorgentelefon für Kinder (für alle Themen) ■

Sorgentelefon für Kinder

www.sorgentelefon.ch

E-Mail: sorgenhilfe@sorgentelefon.ch

Gratisnummer: 0800 55 42 10

■ Hilfe bei Gewalt und Mobbing ■

triangel

www.opferhilfe-beiderbasel.ch

E-Mail: triangel@opferhilfe-bb.ch

Telefon: 061 205 09 10 oder 061 205 09 11

■ Hilfe bei Übergriffen oder Missbrauch ■

Kinderschutzzentrum Beratungsstelle In Via

Für Kinder in Not: www.kszsg.ch/kinder

Für Eltern: www.kszsg.ch/erwachsene

E-Mail: invia@kszsg.ch

Telefon: 071 243 78 02 oder 071 243 78 18

Kinder- und Jugendnotruf: 071 243 77 77

■ BE SAFE: anonym, diskret, gratis ■

Kummer Nummer: 0800 66 99 11

www.beunlimited.org

■ Beratung und Unterstützung für schwangere Frauen ■

Schweizerische Hilfe für Mutter und Kind

www.shmk.ch

E-Mail: helpline@shmk.ch   Gratistelefon: 0800 811 100